文成天縱

中醫古籍稀見稿抄本輯刊

ZHONGYI GUJI XIJIAN GAO-CHAOBEN JIKAN

13

李鴻濤 主編

廣西師范大學出版社
GUANGXI NORMAL UNIVERSITY PRESS
·桂林·

第十三册目録

傷寒論辨不分卷

〔清〕汪闇如選

稿本

傷寒論辨不分卷

本書中醫爲傷寒發揮著作。汪闇如，晚清至民國間人，祖籍徽州黟縣，晚清全家移居盛澤（今蘇州市吴江區），父親和兄長爲晚清至民國間最負盛名的綢緞富賈。全書由察證總論、經腑總論、傳經直中論、傷寒捉證不拘日數論、逐邪必絶源論、三焦論、陰陽毒論、勞力傷寒論、合病并病論、兩感傷寒論、四時疫癘論、胎前傷寒論、産後及久病傷寒論、辨六經有表當汗有裏當下、傷寒指掌賦、五法大旨等組成。全書主體爲清康熙五年（一六六六）石楷（字臨初，海鹽人，清初名醫）校刻陳長卿（字養晦，楚黄人，明代醫家）所撰的《傷寒五法》，其中有汪闇如的評語。書中關於傷寒學的内容有獨到見解，且實用而精練，足堪取法。

傷寒論辨

察證総論

閭如汪先生選[illegible]

凡診傷寒之法先辨内傷外感表裡已得大概然後切脉問症與我心中符合斯用藥無有不當口鼻之氣可以[illegible]内[illegible]外感動静可以觀表裡口鼻者氣之門户也外感則為[illegible]氣[illegible]餘有餘則口鼻氣粗疾出疾入内傷則為正氣虚敗正氣[illegible]則口鼻之氣微弱徐出徐入此决内外之大法也動静者陰陽之机也夫病人之卧有向裡者有向外者有仰者有覆者有伸脚蹉脚者向裡為陰向外為陽仰者多热覆者多寒伸脚為热蹉脚

爲寒又觀其能受衣被与否其人衣被全遮手足不露身必惡寒既惡寒非表症即直中矣若揭去衣被手揚足露身必惡熱既惡熱邪必入腑矣又須察其語默若動而燥及詀語者此邪在裡也若静而默默者此邪在表也如此而再審其五色五官形體胸腹病之大倖無不得矣加之切脉問症則表裡虛寔昭然不爽療治又何難哉

色

内經曰脉以應月色以應日色者視之易見者也如傷風闕庭

必光澤傷寒闕庭必暗慘面青黑為寒為直中陰症紫黑為熱為傳經裡症若已發汗後面赤色盛此表邪出不徹也宜重表之大抵黑色見者多凶為病最重黃色見者多吉病雖重不死故經云凡相五色之氣面黃目青面黃目黑面黃目赤面黃目白皆不死也蓋黃屬土今惡症雖見土猶未絕故不死面青目赤面赤目白面青目黑面黑目白面赤目青皆死也言無土色則五臟六腑皆無生氣故知當死凡準頭印堂年壽等處黑色枯

槁者死明潤者雖困篤亦生故曰五色微診可以目察能合色脉可以萬全此之謂也

鼻

靈樞經曰五色決於明堂明堂者鼻也故鼻頭色青者腹中痛微黑者裡有水黄色者水便難白色者爲氣虚赤色者屬肺热鮮明者有留飲也若傷寒鼻孔乾燥者乃邪热在陽明肌肉之中久之必將衄血也鼻孔乾燥黑如烟煤者陽毒热深也鼻孔出冷氣滑而黑者陰毒冷極也鼻息鼾睡者

風温也鼻塞濁涕者風熱也若病中見煽張為肺氣絶不治鼾音翰鼾臥息也此言不臥而如臥息声也

唇

唇者肌肉之本脾之華也故視其唇之色澤可以知病之淺深乾而焦者為邪在肌肉焦而紅者吉焦而黑者凶唇口俱赤腫者肌肉熱甚也口唇俱青黑者冷極也口苦者胆熱也口甜者脾熱也口燥咽乾者腎熱〻〻口禁難言者風痓也若病重見唇舌卷環口黧黑口張氣直或如魚口或頭搖而不止

氣出而不返者皆不治也

耳

耳者腎竅察耳之好惡知腎之强弱腎為人之根本腎絶者未有不死者故耳輪紅潤者生或黄或白或黑或青而枯燥者死薄而白薄而黑或焦如炭色者皆為腎敗腎敗者必死也若耳聾及耳中痛皆屬少陽此邪正在半表裡也當和觧之若耳聾舌卷脣焦青此屬厥陰為難治也

目

目者至陰也五臟之精華所系虱則昏暗水足則明察秋毫而燎然者邪未傳裡也若赤若黄邪已入裡矣若昏暗不明乃邪虱在裡燒灼腎水枯涸目無精華不能朗照急用大承氣湯下之盖寒則目清未有寒甚而目不見者也是以曰急下

凡開目欲見人者陽症也閉目不欲見人者陰症也目瞑者將衄血也白睛黄者將發黄也至于目反上視（為戴眼足太陰經症由腎氣太虧則太陽之陰虛血少故經脉燥急牽引而上速用培陰養血之劑庶几可救）瞪目直視及眼胞忽然陷下為五臟已絶之症不

舌

舌者心竅臟腑有病必見於舌若津液如常此邪在表而未傳裡也見白胎而滑者邪在半表半裡之間未深入乎腑也見黃胎而乾燥者胃府熱盛而薰灼也當下之（宜清之上上可用調胃）若舌上有黑刺裂破及津液枯涸而乾燥者邪熱已極病勢危篤乃腎水剋心火也急大下之十可一生至于舌上青黑以手摸之無芒刺而津潤者此直中寒症也急投乾姜附子誤以為熱必危殆矣是舌黑者又不可以概熱論也（舌有火盛而焦者亦有水虧而枯者）

胸 少陽之地

胸者裡也可以辨邪之傳与不傳也何也先看目舌次問病人（裡症之表）（者）
胸前痛脹否若不痛滿知邪在半表半裡若脹滿未経下
者即半表半裡症也已下過而未痛甚者即結胸証也如
邪在表焉有胸痛脹滿之理故胸者可以知邪之傳與不傳也

腹 太陰之地

腹者主陰也乃裡症之中可以辨邪之实與不实也既問胸前
明白次以手按其腹若未痛腹長者知邪不曾入裡入裡必
脹痛若邪在表及半表半裡腹得痛脹乎若腹脹不減及

裡痛不止此裡症之実方可攻之若腹痛時减痛則綿綿此裡猶未寔也故腹脹可以知邪之实与不實也

少腹少陰厥陰之地

小腹者陰中之陰裡症之裡可以辨邪之結実者也既問其胸腹後以手按其小腹蓋小腹藏糟粕之處邪至此必结實若小腹未硬痛者知非裡症也若邪已入裡小腹必硬痛痛而小便自利蓄血證也宜桃仁承氣湯攻之若小腹繞臍硬痛小便數而短者燥糞證也當以大承氣湯攻之若小腹脹滿大

便如常此但溺濇而不通故小腹脹滿當大利之若在表及半表半裡豈有小腹硬痛之理先看目舌次問胸及腹再按小腹則病証病情了然療治是無不當矣

石臨初曰直中陰證亦有小腹痛者但不硬實耳當隨証辨之亦合兼症參之耳

傷寒分傳中挾三項即大旨清傳者傳經傳經主實主熱宜汗宜清宜下中者直中直中主寒虛主寒宜溫挾者挾虛主外實内虛外熱内寒主補托而傳經辨在經入臟

歸胃則条目清在經者陽宜汗陰宜清亦有可汗者入臟必清歸胃必下直中雖分三陰歸重少陰則扼要至挾虚一症即傳經之脉弱無力者宜辨陽虚陰虚此東垣補中益氣湯最岀補陰益氣煎湯最為吃緊

脉法

左寸 心 小腸　關 肝 胆　尺 腎 膀胱

右寸 肺 大腸　關 脾 胃　尺 命门 三焦

浮為在表浮而有力為傷寒浮而無力為傷風

沉為在裡沉而有力為傳經裡症沉而無力為直中裡症

遲為寒主病在臟

數為熱主病在腑

人迎大者為外感

氣口大者為內傷

脉大為病進為邪氣盛脉緩為病退為正氣復

寸脉遲弱者不可汗尺脉細微者不可下

脉浮數表症悉具不能飲食者傷寒也能飲食者腫毒

也寸關尺脉偏勝者病也邪氣進也脉同等和也邪氣退也發狂譫語脉沉細者死厥逆踡卧脈浮洪者生汗後脉如前狀表証仍在者重汗之下後脉如前實裡症仍在者重下之仲景云脉陰陽俱盛大汗後不解者死脉陰陽俱虛熱不止者死

發熱脉浮洪者生沉細者死　發汗後脉平靜者生躁亂者死脉浮數當發熱而灑淅惡寒若有痛處飲食如常者蓄積有膿也浮數之脉主邪在經當發熱而洒淅惡寒一身盡痛不欲飲食者傷寒也今發熱惡寒而痛偏着一處飲食如常者即非傷寒是邪氣欝結於經絡之間血氣壅遏不通故蓄積而癰疽也

凡脉大浮數（邪在表見陽脉）動滑此名陽也沉（邪在裡見陰脉）濇弱弦微此名陰也

凡陰病（邪自裡之表）見陽脉者生陽病（邪自表入裡）見陰脉者死

脉有陽結陰結其脉浮而數（陽脉）能食不大便（裡実）者此為実名曰陽結期十七日當劇其脉沉而遅（陰脉）不能食（陰病）身体重大便反硬（當利反硬）名曰陰結期十四日當劇

寸口脉微名曰陽不足陰氣上入陽中則洒淅悪寒也

尺脉弱名曰陰不足陽氣下陥〻陰中則發熱也其脉沉而身冷蕟扟者栄氣微也沉而汗出如珠者衛氣衰也

脉藹藹（大而厭厭聶聶之状）如車蓋者名曰陽結纍纍（連連而强直之形）如循長竿者名曰陰結

脉瞥瞥（輕浮之意）如羹上肥者陽氣微也縈縈（言至细而縈縈然不利之意）如蜘蛛絲者陰氣衰也

脉来緩時一止（陽不續）復来者名曰結脉来數時一止（陰不續）復来者名曰促

陽盛（偏陽）則促陰盛（偏陰）則結此皆病脉

脉弦而大弦則為減大則為芤弦（浮取强直重按中空）大相搏此名曰革婦人（陰血虚不能）則半

産（漸養）漏下男子（真陽減不能内固）則亡血失精

脉浮（表）而大心下（熱内情）反鞕者有熱屬（月得裡熱）臟攻之不令發汗屬腑者不（心下雖硬表裡未实）

（症在不可攻并勿為飲皓而利小便也）令溲數溲數則大便鞕汗多則熱愈汗少則便難脉遲尚未可

攻

寸口脉浮而大而醫反下之此為大逆浮則無血大則為寒寒氣相搏則為腸鳴乃不知而反飲冷水令汗大出水得寒氣冷必相搏其人即䭇

脉浮而遲面热赤而戰惕者六七日當汗出而觧反發热者差遲遲為無陽不能作汗其身必痒也

脉有殘賊弦緊浮滑沉濇也六者能為諸脉作病

緊脉從何而来假令亡汗若吐以肺裡寒故令脉緊也欬者

坐飲冷水故令脉緊也下利以胃中虚冷故令脉緊也
脉浮而大浮為風虚大為氣強風氣相搏必成癮疹身体為
癢₌者名泄風久₌為痂癩
趺陽脉不出脾不上下身冷膚鞕
寸口脉微尺₌脉緊其人虚損多汗知陰常在絶不見陽
也
寸口諸微亡陽諸濡亡血諸弱發熱諸緊為寒諸乘寒者
則為厥欝冒不仁以胃無穀氣脾濇不通口急不能言

戰而慄也

脉浮緊者身痛頭痛宜以汗觧之假令尺中遲者不可發汗何以知之（可發汗）榮氣不足血少故也 針經曰奪血者無汗

脉浮者病在表宜麻黄湯

脉浮而數者可發汗宜麻黄湯

太陽病下之其脉促不結胸者此為欲觧也脉浮者必結胸也

脉緊者必咽痛弦者必兩脇拘急細數者頭痛未止沉緊

者必欲嘔沉滑者協熱利浮滑者必下血

脉浮而緊若復下之緊反入裏必作痞按之自濡但氣痞

耳

傷寒脉結代心動悸炙甘草湯主之

傷寒四五日脉沉而喘沉為在裏而反發其汗津液越出大

便為難表虛裡實久則譫語

若脉數不解而下不止必協熱而便膿血也下後脉數不解而不大便者是熱不得泄蓄血於下為瘀血也若下後脉數不解而下利不止為熱得下泄迫血下行必便膿血

少陰病下利脉微者與白通湯厥熱無脉利不止乾嘔煩者白通加猪胆汁湯主之服後脉暴出者死微續者生

下利脉數有微熱汗出當自愈設復緊為未解下利陰病也脉數陽脉也陰病見陽脉者生微熱汗出陽氣得通也利必自愈諸緊為寒設脉緊陰氣猶勝故云未解

下利脉沉弦者下重也脉大者為未止脉微弱數者為欲自止雖發熱不死沉為在裡弦為拘急裡氣不足是主下重大則病進故利未止脉微弱數者邪氣微而陽氣伏為陽欲止雖發熱皆為陽勝非大逆也

下利脉數而浮者今自愈設不瘥必清血以有熱故也

下利後脉絶手足厥冷晬時脉還手足温者生脉不還者死

吐利發汗後脉平小内煩者以新虚不勝穀氣故也夫病脉浮大問病者言但硬耳設利者爲大逆鞕爲實　汗出而觧何以故脉浮當以汗觧

下利脉大者虚也以其强下之故也設脉浮革曰尔腸鳴者當歸四逆湯主之

下利三部脉皆平按之心下硬者急下之宜大承氣湯

下利脉遲而滑者内实也利未欲止當下之

脉至乍疎乍數者死　如轉索者其日死

內經云脉不應病〻不應脉者是為死病

經腑總論

夫經者徑也行於皮之內肉之外者也腑者器也所以盛水穀者也傷寒諸書以經為腑以腑為經混同立論使後人朦惑多矣吾特設經腑論而詳辨之仲景云有太陽〻明有正陽

陽明有少陽〻明此陽明即胃腑非陽明之經而竟假令邪自太陽不傳陽明之經而竟入胃腑者名曰太陽〻明邪在陽不傳少陽之經而竟入本腑者名曰正陽〻明邪在少陽不傳三陰之經而徑入胃腑者名曰少陽〻明蓋人身表裡皮毛肌肉為表腸胃為裡六經表裡三陽經為表三陰經為裡今邪不依次第傳經而竟入胃腑者總謂之曰胃腑下之勿疑矣若三陽之曰經者皆邪在表也故太陽則腰脊項强而無胃腑證陽明則目疼鼻乾唇焦而無本腑證少陽則耳

聾脇痛而無胃腑證此三陽之經證也如是太陽為表之表陽明為表之中少陽為表之裡是三陽為邪在經又分表中裡俱未入腑可汗可解而已若既由經傳腑既入胸腹均為裡症又當分上中下焉上者胸也此處乃清陽之分是有邪氣而非物尚未深入乎腑胸固為裡此裏證之表也中者腹也腹為陰此處純陰固當下猶恐邪未收歛成实此裏證之中也下者小腹也此處傳送糟粕之所是有物而非邪氣已結聚成实下之何疑此裏證之裡也故胸腹為邪在裏又分上中下

為邪已入腑可清可下而已

太陽經

陽明經

少陽經

太陰經

少陰經

厥陰經

陽明腑

便

实

腹痛甚

不大便

煩而滿

傳經直中論

傳經者邪從次第而入直中者不循次第而竟入也傳經為實直中為虛虛寔既異豈得一槩為三陰乎傳經之邪必始太陽由太陽而陽明由陽明而少陽由少陽而三陰初為寒邪入裡則為熱矣至于直中譬之城廓不完寇來竟入因其人三陰本虛內不堅固寒邪不由陽經傳入竟中於陰矣然則三陰有傳有中治之大法當分攻救攻則擊之救即補之二字不明變如反掌傳經曰攻攻其實熱若大黃黃連之

類苦寒之味乃瀉陽而扶陰也直中曰救〻其虛寒〻若附子乾姜之類辛热之味乃散寒而回陽也三陰裡症一投大黃〻一投附子虛実之治相隔千里信乎傳經直中關係不淺也

若無直中二字清出虛寒〻一症宛若傳經之邪入裡之後忽為执忽為寒〻者使人幾無措手處觀此了然勿為嘉言郊倩諸公所揺奪也

傷寒捉証不拘日數論

嚴寒失於調護遂致病寒治法全在活變豈可以日數拘之哉夫寒之傷人也邪或在表或在裡或六經次第傳盡而不傳或初起即見裡症或徑入少陰而爲直中或始終只在一經或傳一二經而即罷或先皮毛而徑入胃腑其傳莫測無一定之期故邪見在表雖一月半月必須發表倘初起一二日即見傳經裡症表罷即須攻裡知是而在表者則汗之半表半裡者則和之傳裡者則下之直中者

則溫之原無成法可拘而大指在于捉症陶節菴云証之一字最為親切如婦証奸贓証盜無可逃也則是見頭疼發熱惡寒者表病而裡和何至於攻見便閉惡熱自汗者表罷而入裡何至於表見腹痛咽乾消渴者陽盛而陰衰何至於溫見自利嘔逆厥冷者陰盛而陽衰何至於攻即或有一証而為在經在腑之疑似兩証而為傳經直中之模糊如胃腑之自汗疑於太陽之傷風太陽之溺赤近於傳經之裡症少陰之發熱也厥陰之頭痛也寒厥而有熱厥也陽躁

而有陰躁也即其本証衆其兼症則在經在腑之燎然爲实爲虚之畢現而随証治病病情莫逃尚何日之可拘也哉

指掌賦篇端數語固在善會之也已

逐邪必絕源論

内傷之病必培其本曰補曰温曰養所謂培五臟之源而病是平也外感之邪必絕其源曰汗曰吐曰下所謂驅大經之邪而

從此出也靈樞云病起於陰者先治其陰而後治其陽病起於陽者先治其陽而後治其陰内經云從内之外者調其内從外之内者治其外從内之外而盛于外者先調其内而後治其外從外之内而盛于内者先治其外而後調其内此即所謂塞其源而流自絶削其根而枝自枯者也如傷寒之邪傳經入裡必待表証盡除方可攻之若有一毫表証而早下則邪氣從虚而入雖不至為痞為結胸則貽禍不淺矣已傳胃腑又必待热邪烁結而成实方可下之仲景云

已是裡症非大滿猶生寒熱言邪未收歛成實也又云三陰不可早下陰証下之早者必成痞氣以其在經而未入臟也此所謂先治其外也至於直中陰經則不然寒邪不由陽經傳入竟中三陰〻者內也內既受邪五臟已危雖外有表症必先救其內而後治其外若待治其外而後救其裡則本先撥者枝必亡也此所謂先調其內也約而言之傳經之邪必先治其外而後救其內直中之邪必先救其內而後治其外則表裡之邪不得再傳變病壞病何從而成乎

三焦論

三焦為水穀之道路上焦在膻中主納而不出中焦在胃中主熟腐水穀下焦在臍下主出而不納靈樞經云尔傷寒之邪從皮毛肌肉而入臟腑腸胃三焦例在腸胃之上中下焦則是邪之入於三焦者當為裡症明矣雖然又當分深淺而治之上焦清陽之分榮衛之所出邪居此處則胸中脹滿殆將入腑而未深入也切不可下作半表半裡治之此裡症之表也中焦為受盛之處熟腐水穀之所若邪此處則

腹中脹滿邪已入腑矣固當下然未収斂成實也仲景云已是裡症非大滿猶生寒熱言宜稍待也此為裡症之中至于下焦乃濁陰之分傳送糟粕之所則小腹脹滿為有物而非邪氣入室裡症矣急下無疑此裡症之裡也故内經云上焦如霧中焦如漚下焦如瀆此之謂也夫邪在表則有發表解肌之不同邪入裡又分上中下三焦治之猶慮証之不清邪之不去耶

冬感淑热至春發爲温毒与陽毒形症亦相似而治法以黑膏爲最

陰陽毒論

傷寒之傳經热症爲陽盛陰衰直中寒症爲陰盛陽衰而猶有毒者陰陽偏勝之極也陽盛極則陰暴絶陰盛極則陽暴絶人身至陰陽離絶非大温大清不能復其正氣也而汗下不與焉陽毒之症初受病時所感寒邪深重加以當下不下或热症誤服热藥如抱薪救火使热勢散漫無不延燎至於六脉洪大其症舌卷焦黑鼻如烟煤身面斑如錦紋狂言直此即發狂也煩躁不待有矣走踰垣上屋登高而歌棄衣而走皆純陽無陰之症也五日

可治六七日則臟腑已為熱所腐爛不可救矣治之當用陽毒升麻湯或青黛一物湯甚則用冷水漬法切忌不可下以其散漫之熱（内邪反達于表故至發斑）不歸腸胃也故收功于清之散之者為多陰毒之症初受病時所中寒邪深重或汗吐下後變成陰毒者即寒症誤投寒藥而成者亦有之六脉沉微腹中絞痛下利清穀冷汗自出面黑爪青厥冷過于肘膝（此即發厥也戰慄不時有矣）短氣不得息身如被杖皆純陰無陽之症也亦五日可治六日以後臟腑寒凉陽氣已絕亦不可救矣當用陰毒甘艸湯或附子湯急則用葱熨臍

法以手足温和脉息漸應爲效此治陰陽二毒之要法也大抵陽毒發于傳經陰毒發於直中先患預防是在能者

勞力傷寒論

勞力之人筋骨既傷而感寒邪脉來浮大無力其症筋骨舒緩四肢酸軟手背不熱而手掌心熱口鼻之息調匀而不粗爲内傷〻寒若用仲景正傷寒之發表攻裡而重虚其虚必致不救此東垣所以有補中益氣湯之微論也蓋脾胃爲心

肺腎肝之主氣因勞倦而下陷於陰致清濁失其升降而發熱為陽氣自病故用升柴升發先天之氣烝于脾土之中〻氣趁而邪自退真不發而發不攻而攻之妙用也即或表症盛者于湯中加蘇葉葛根倍加柴胡外邪自去嗟乎病有虛實治有逆從張劉李朱各造其極互濟其偏或運會之不同或氣稟之各異精於讀書詳于臨症庶不枉折人命更有內傷真陰而發熱者與內傷陽氣相似又當補其真陰

按即發傷寒神于仲景而伏氣傷寒河間實補仲景

之未倫此一寒一熱所以必推二祖也然傷寒温熱中有內傷陽氣而貌似神非者東垣又補張劉之未倫又有內傷真陰者丹溪又補東垣之未倫不會其全不拒其要焉睹乎神明之巧也

合病併病論

合之為言同也或二陽形症俱見或三陽形症俱見是也若始則同見繼則彼症衰而此症盛則曰併併者歸併于一耳如腰脊疼痛又耳

聾脇痛太陽與少陽合病也少焉耳聾脇痛已而但存腰脊強則少陽併於太陽矣又如耳聾脇痛又目痛鼻乾少陽與陽明合病也少焉鼻乾目痛已而但存耳聾脇痛則陽明併於少陽矣推之太陽々明亦然大抵陽主動々則合々則併若陰主靜々則一豈有是哉故仲景云陰經無合病併病而陽經有合病併病也方其未併也則為合々以解表發表為主再看二陽三陽所重而以某藥為主輔以他經及其既併也但看併於何經併於太陽則發表併於陽明則解

肌併於少陽則和解此治合病併病之大法也若三陽之經忽合陽明之腑外無惡寒而惡熱譫語則宜調胃承氣湯以下之而併於胃腑則竟為裡症矣然見絲毫惡寒不見惡熱譫語必不可下也經又云一經不徹復過一經亦名曰併

合併二字串講 倍讀

兩感傷寒論

石臨初

内經曰兩感于寒者一日巨陽與少陰俱病二日陽明與太陰

俱病三日少陽與厥陰俱病六日胃氣盡而死矣仲景傷寒論中亦有其文而無其法豈泥於兩感于寒而病者必死一語不立法以救之耶不知古人立言甚簡其法即具于少陰脉症中故仲景少陰脉症共四十五條其言不可汗不可下者二條爲難治爲必死者八條治法用附子桃花真武吳茱萸白通甘草四逆通脉等湯并溫之以灸者其十有六七條其間云少陰病始得之反發熱脉沉者主以麻黄附子細辛湯少陰病得之二三日無裡症微汗之麻黄附子甘草湯雖用麻黄以發表必

加附子之辛熱以助陽氣因是思之則兩感于寒之病吾知所以治之矣蓋傷寒以外邪為主兩感以裡症為先首中以救裡為先而兩感尤以救少陰為急少陰病去斷無傳太陰厥陰之理也即已傳于太陰厥陰亦必無不本于少陰之理也急救少陰而太陰厥陰之治不外是矣何以救之曰麻黃附子細辛湯

錢禎曰兩感者内外俱傷也今見少陰先潰于内而太陽繼之者即恣情肆慾之兩感也太陰受傷于裡而陽明重

感于表者即勞倦竭力飲食失調之兩感也厥陰氣逆於臟少陽復病于腑者必七情不慎疲筋敗血之兩感也人知兩感之傷寒不知傷寒之兩感内外俱困病斯劇矣此深得兩感之治者故并録之

按一寒兩感表裡同傷更見傳經三日而盡病莫甚于此而仲景不設一法後人雖有大羌活湯之說想亦不膚淺、至此更有于麻黃四逆等合方分應攻表兼施亦游移之淺見不足爲憑惟獨救少陰一說從附子細辛湯悟入頗爲近理蓋太陽少陰司寒腑臟爲傳經直中之門戶傳經合併最重太陽則直中兩感自當以少陰爲主但兩感中亦有傳經之熱症亦有直中之寒症麻黄附子細辛湯于寒症爲宜於熱症又似不允或曰據錢氏之説兩感必直中之寒症也若傳經之熱症不有表裡俱急爲大柴胡之意可倣乎

兩感一症向屬疑團近見石臨初一論甚爲愜心方欲抄存又因陳養晦傳經兩感則先治表直中兩感必先救裡

之説手録心恭峯筆成錯隐几而卧耳邊若有人云太陽少陰傷寒門户傳經直中兩者無候合併無陰陽明防腑兩感無陽少陰爲主傷寒了義従今付與醒而思之亦有異也附存之

四時疫癘論

疫者天之氣也癘者地之氣也司天之氣變則為癘疫司地之氣變則為癘總之皆天地不正之氣也蓋春温夏热秋凉冬寒為四時主氣若春反热夏反凉秋反寒冬反温為四時客氣則謂之天行時氣人與天地原同一體天地之氣候變則人身之氣候亦變人暴感之一方一家率皆相似無一閒者名曰疫癘治之大法先觀其年之盛衰然後觀客氣之勝復如此則不伐天和矣

其症頭痛發热口渴泄瀉或目赤如火或身體疼痛或咳

嗽不止用藥之法不可大發表攻裡不同傷寒治法何者天地之氣虛則人氣亦虛故也大抵在表則人參敗毒散在半表半裡則小柴胡湯在裡則大柴胡湯裡急者三承氣湯選用虛而感者補中帶表氣運既明三法在乎治疫癘之法思過半矣

疫癘与温热不同亦有温热而成疫癘者温热之説莫當于方古菴治温热之法莫過于劉河間所説热病閤河間也至于喻嘉言硬立傷於寒不藏精三例而用姜附此為大謬不

然者而于疫癘重參最爲確論

胎前傷寒論

夫胎賴血以養血去胎不能存孕婦而感傷寒大汗則傷血大下則傷陰皆能動胎内經曰奪汗者無血是也假如要發汗攻裡必先安胎為主外有表症以四物加芩朮為主劑佐以桔梗葛根羌活柴胡即孕婦表藥也有半表半裡症則去半夏之小柴胡湯即孕婦和解藥也内有裡症用四物湯加黄芩白朮佐大黄厚朴枳實即孕婦攻裡藥也設若症候危急非毒藥則不能攻當如之何然此危急者病之变也變則生死

在于須臾治宜權變不可拘繩墨矣即當救其母徐救其子設使拘执救胎則母亦不能救矣而用藥之際尤宜詳慎故内經曰婦人身重毒盛如之何岐伯曰有故無殞亦無殞也大積大聚衰其大半乃止有故者母有孕病也無損者無損母也亦無殞者是言子亦無損壞也毒藥止攻邪氣邪去病愈則子亦安故言亦無殞也衰其大半而止者假如發表汗如一半則止其表攻下一半則止其下不然則胎氣亦損矣可見孕婦之難于用藥雖危急攻邪尚須保護胎氣豈

可一概妄治哉

産後及久病傷寒論

産後血氣大虛久病氣血皆弱二者設感寒邪治法不可與正傷寒同矣故産後惡露發熱有如瘧狀者脉必虛弱無力非眞傷寒也當大補氣血爲主若脉来有力外受寒邪在表則用參蘇飲加減半表半裡則小柴胡加減在裡則大柴胡佐以甘草若虛弱甚而裡症急者則于大柴胡加人參以助行藥力則不傷其氣血矣此治産後傷寒之大法也若久病虛

弱而惡寒發熱作止有時鼻口息均脉來虛弱無力者非傷寒也苟脉来有力惡寒發熱無間鼻息氣盛方是外感亦莫妙于參蘇或人參敗毒以表之半表半裡和之半夏能燥津液去之若有嘔則不可少在裡則用調胃承氣去芒硝加減愼勿過用寒凉致傷胃氣胃氣一傷飲食廢矣此治久病傷寒之大法也要之大發表則重虛其陽大攻裡則重虛其陰虛極夭亡可不愼哉設病危篤又宜從權不可拘执矣

辨六經有表當汗有裡當下

足太陽經表症

脈浮緊

惡寒(本病) 發熱(以下標病) 頭疼 項背強(惡心 咳嗽) 腰痛(發喘) 無汗(手足微厥)

麻黄湯汗之

足太陽經裡症

發熱 口渴 小便赤(五苓散為風傷衛之傳本 桃仁承氣爲寒傷營之傳本) 五苓散下之(此兼表者若表已罷即宜猪苓湯)

足陽明經表症

脈微洪

頭疼 目痛 鼻乾(不眠) 無汗(微汗 身熱)

葛根升麻湯汗之

脉沉數

足陽明經裡症

潮热（不悪寒） 煩燥（反悪热） 自汗 嘔渴（自汗口渴便未实者白虎湯清之） 掌心汗 脉長 承氣湯（大便实揭去）下之（衣被揚手擲足斑黄狂乱）

脉弦數

足少陽經表症

寒热往来（亦頭痛在兩耳用） 發热 耳聾 口苦 脇痛 小柴胡湯和之

足少陽經裡症（此説不安）

按節菴六經見症以悪寒身热耳聾脇痛為本病以嘔而舌乾口苦為標病一身盡拔症未確

一身盡痛 胸滿 驚狂 煩躁 譫語（此火逼逆治之变症） 小柴胡（非少陽之本病症）

加龍骨牡蠣湯 節菴云半表半裡不從裏表本從乎中治

沉而有力

足太陰經表症

腹滿 咽乾 脉浮 自利 桂枝湯汗之 手足温

足太陰經裡症 節菴云以腹滿咽乾爲本病以身目黃爲標病

腹痛 脉沉 桂枝加芍藥湯和之 痛甚桂枝湯去芍藥加大黃下之 又云脉弱者宜減之

足少陰經表症

發熱 微惡寒 脉沉 麻黃附子細辛湯汗之 此非少陰之本經症也

沉实有力

足少陰經裡症　節菴以舌乾口燥為本病以譫語大便实為標病

口燥（大便实）　咽乾（繞臍硬痛下利純青黃水心下硬痛）　大承氣湯下之（少陰三承氣一則口燥咽乾一則六七日腹脹不大便一則自利清水色純青心下必痛口乾燥者）

足厥陰經表症　節菴以消渴煩滿為本病以舌卷囊縮為標病

寒熱如瘧　脉浮而緩　此為欲愈桂枝麻黃各半湯

治之　此非厥陰之本經症也

按仲景厥陰症下利腹脹滿身体疼痛者先溫其裡乃攻其表溫裡四逆湯攻表桂枝湯

沉实

足厥陰經裡症

煩滿（消渴）　舌卷（大便实）　耳聾（手足乍冷乍溫）　囊縮　大承氣下之

此篇六經表裡之說甚简而提症亦多未妥宜以節菴為準

成無己曰邪自三陽入胃者人所共知而於三陰入胃者

鮮或能識指掌賦云陽症下之早者乃為結胸陰症下之早者因成痞氣故程郊倩後條辨亦有太陰陽明少陰陽明厥陰陽明之說而陳養晦亦有三陰不可下以邪尚在經而不在臟之論也得此標清殊為豁目要之傳經之說在當活看而以陽明腑為準一經罷而入胃便是可下也兩經三經傳罷而入胃便實可下也或三陽傳罷不入胃而傳于太陰久則腹滿而不痛未入胃便未堅也不可下腹痛則入胃矣可下也又或太陰不

仲景少陰論云少陰病始得之反發热脉沉者麻黄附子細辛湯又少陰病得之二三日無裡症微汗之以麻黄附子甘艸湯

入胃而傳于少陰又只發热微惡寒便未實口未燥咽未乾仍不入胃也不可下口燥咽乾而便實則入胃矣而可下也推之厥陰亦然

傷寒指掌賦上

太陽則頭疼（經症）身热脊強陽明則目痛鼻乾不眠（經症）少陽耳聾（經症）脇痛寒热嘔而口為之苦（按節菴標今之說即此皆三陰經症也至大便實而腹痛臍痛囊縮則三陰入胃之藏症矣）太陰腹滿自利尺寸沉而津不到咽少陰舌乾口燥厥陰煩（悶热）滿（腹滿）囊（囊縮）蜷（手足不伸）一二日可發表而散三四日宜和解而痊五六日便實方可議下七八日不解又復再傳日傳二經病名兩感經傳六日應無一全太陽無汗麻黃為最（表裡俱急）太陽有汗桂枝為先小柴胡為少陽之要領大柴胡行陽明之閉（腑症）堅治三陰則難拘定法或可温怛而或可

下傳經宜數變以曲全生意或可方而或可圓且如陽症（三陽未入胃）下之早者乃為結胸陰症（三陰未入胃）下之早者因成痞氣（傳經三陰在經未在腑者宜清解直中三陰在經未在腑者宜溫散）發狂乃畜血于內（畜血為如狂便實為正狂一屬太陽腑一屬陽明腑經）又大便之極實發黃乃熱積于中兼小便之不利（利者瘀血）微喘緣表之未解喘滿而不惡（無表）寒者（假喘）當下而痊（大便閉結裡氣上冲）微煩為陽之相勝煩極而反發厥者（宜發躁）（陰躁宜四逆）乃陰所致（宜溫）狐惑蓋緣失汗虫食臟及食肛（濕熱尤生虫蝕）厥却緣多飢虫攻咽及攻胃渴乃煩多斑為熱熾陽明內熱亦為寒熱往來（陽明經病但發熱而不往來寒熱若傳陽明之腑鬱熱熏蒸結糞在內故亦往來寒熱宜大柴胡承氣攻之）

（言發厥而煩者不可悮為陽勝耳）

丹溪以剛痓為外感以柔痓為内傷

太陽中風因作剛柔二痓先中風復感寒而無汗為剛痓先中風復感濕而有汗為柔痓外症亦發热惡寒而項背反張口噤如癇狀衄血氣血流通雖為欲解但鼻血也動陰血為厥竭之憂口鼻耳目皆出也傳經少陰反服热藥所至厥利似若尋常反能食有除中之忌胃氣將絕假食自救厥有二端陰厥陽厥治非一類陰厥脉沉而細初緣利過下利清穀之後陽厥脉滑而沉始因便閉治陽則芒硝大黄治陰則附子姜桂死生在反掌之間脉藥可折肱而治因知風寒汗不休汗後身热而汗不已當用漢防已胸痞利不止服瀉心湯而不愈宜服禹餘粮併病歸于一經邪不傳兮表辯疾

太陰腹滿脉浮為經症宜桂枝湯腹痛為將入藏宜桂枝加芍藥湯至痛甚則大承氣矣此曰桂枝大黃則是兼表藏症

陽明有汗口渴白虎湯無汗口渴為表未盡宜葛根知母湯

愈戰汗分為四症勝陽勝陰分熱退身凉太陽脉均而解經盡脉緩而解二者
自解少陽症在脉小弦胡湯而解傳經伏熱呃逆者（即令呃）羌活附子（此直中寒症宜理中湯）
用黑奴凡盡飲冷水而解二者藥解凡四症
脉來沉細腹痛者（此傳經太陽）桂枝大黃裡症微虛相搏則為短氣脉來
胃中有寒脉浮（必自汗見為陽熱內陷）無力
腹中濡滿邪勞食再渡乃成內傷陽明背惡寒而唇口燥
搏正氣則然
懸知白虎為最少陰身疼痛而筋肉惕汗下太過乃閙武至強
將欲發黃（頸汗并小便不利）先出頭汗始因火逼迫絡至亡陽渴欲飲水〻入
即吐者五苓散裡熱入深燥欲漱水（陽明經症主衄血）〻入不下者犀角湯（胃無熱腑）
況大青龍兼理風寒（太陽煩躁）小承氣正躅潮熱腑實（陽明）不得眠

而煩躁甚（陽邪熱蘊）雞子入于黃連（此便未秘者秘則承氣矣）但有熱而嘔噦頻姜汁加于竹葉（竹葉石羔湯）一七瓜蒂散吐傷寒中脘痰涎三物桃花湯理少陰下利膿血厚朴半夏（厚朴半夏人參湯）治腹脹為偏宜葱白麻黃理頭疼為至捷調湿毒可用黑膏（此症冬感熱至春溫風所發）散赤斑當行紫雪（失汗所致）吐血者須煎黃連柏皮（陽邪入府）于犀角地黃湯內咽痛者（少陰咽痛即加甘桔於承氣下之）通用豬膚甘桔二湯名三物白散（水結胸）名雖云峻（寒結胸）加之（結胸口渴共別舌）散結胸寒寔中焦十棗湯固非泛常治痞滿痛連兩脇（此裡有水也）加以大熱錯語呻吟乾嘔者（病愈飲酒所致）黃連解毒脈遲

扭多寒少血弱者黄芪建中汗之過多動悸而惕下之暑

早懊憹在胸旋突代赭理之痞而噫自息中氣虛弱麻桂各半

療身痒邪未盡而汗不通勞役即勞復身熱湯名猳鼠糞腸垢臍熱藥

用白頭翁傳經裏症熱盛所致疫癘者春夏秋冬各有法用須十痊

九症百合者行住坐卧皆不定號為百脉一宗虛虛實實無經絡表裏之可名

嘗謂多眠身猶灼熱風溫可用葳蕤無汗疏之不眠心蘊虛煩必

須酸棗汗吐下後津液內竭手足攣搐裏症外此三種爲重當求牛蒡根汗時蓋覆不遇風邪從汗孔而入

咳嗽生痰宜行金沸草不可汗本有數種動氣與風溫

脉虚不可下自非一端表症外此三症爲重動氣與陽浮在表溫症不可汗微汗之傷霍亂多緣熱惱言寒者少溫熱發于春夏要須双解之說最精柴葛解肌伏氣傷寒邪從内出奔豚腎積協逐寒邪多用桂苓可保蓋聞乍寒乍熱名似瘧此厥陰傳經既盡而反見浮緩之脉也不嘔便清必自愈下早結于陽爲結胸結于陰爲臟結臍痛引陰名臟結下痢白胎不可醫症如結胸反能飲食舌上白苔時時下利臍下痛則牽連陰莖口燥咽乾雖少陰下必不大便矣不可緩肉瞤筋惕發動氣汗下後血虛汗以致亂陽明與少陽合病脉弦者名曰負必下利木尅土也故曰負傷寒與熱病將痊食多者號曰遺大便不禁自汗有風溫濕溫若亡陽汗不止則术附可用風溫喜眠喘粗濕溫妄言及脛冷身痛有表症裡

症若陰毒（如被杖）則四逆猶遲。脾約者大便難而小便數，治用大黃枳殼；腸熱者小便澁而大便利，用須黃連當歸。嘔吐有寒有熱，寒則當溫，熱則當觧（溫宜理中湯，觧宜竹葉石羔湯）。詀語有虛有實，實則可下（調胃承氣），虛不可為（虛非直中，乃火迫汗者，宜柴胡龍骨）取。陽毒則狂斑煩，以大（宜青黛）青升麻可回困篤；陰毒則唇青厥逆，以正陽甘草或拯顛危。發厥時胸煩尤甚，臟氣厥而精神散（厥寒也，煩熱也，忽厥忽煩，非寒非熱，藏氣將絕）。大汗後身熱愈甚，陰陽交而魂魄離。嗟夫！生死之關，陰陽是主。陽脈見于陰病，其生也可知；陰脈見於陽經，其死也可計。土

青黛飲 升麻湯

正陽甘草湯

衰木旺則為賊能無剋制之災水升火降則為和會見歡欣之本緣傷寒傳變之不常非雜病經直而可取是用潛篤心神洞窺藏府推惻隱之端以濟乎時拯疲癃之疾以遵乎古庶幾可登仲景之堂不負諄諄之語

羅舉略備屬对亦工固是佳篇但于三陰之症三陰之入胃終未分曉　汪闇如先生評

傷寒指掌賦 下

觀夫傷寒脉緊麻黃湯傷風脉遲桂枝湯既有傷寒見風之候也又立傷風見寒以別之俱麻桂各半湯煩躁加石羔即大青龍湯風濕中濕兮大小便之閉利可見素有濕而感風者大便閉而小便利宜微汗之單中濕者大便利而小便秘宜滲之濕溫風溫兮發正汗而危悉難醫素有濕而中于暑者汗之成重暍汗後冒于風者汗之成詀語二症皆至于死溫毒則發斑有準冬受伏寒至春而發為溫病冬受伏热至春而發為溫毒其邪自內而出故發斑中暍則自汗無疑冬感于寒至夏而發為热病脉洪而有餘虛弱而傷于暑者為中暍脉虛而氣弱春病曰溫發热不惡寒而口渴辭用辛涼夏病曰热重于溫發表必加寒涼如

石羔知母風病曰痓小續命湯壞病為瘖兩感病為双傳類傷寒有四症痰涎虛煩食積脚氣三陰無身熱無頭疼三陽有合病併病脣上生瘡是狐惑變成溫䘌飢不能食因蚘厥即吐寒蚘理中湯烏梅丸喜壯熱壯陽之藥止其利不宜止曰斷下熱悶而死厥而利反能食曰除中當下而汗為亡陽為厥竭為詀語當汗而下為痞氣為懊憹為結胸服麻黃湯煩躁者必衄血大青龍之誤服桂枝湯嘔逆者必吐膿小柴胡之誤戰掉者謂之振慄宜真武湯動悸者亦曰怔忡同上或炙甘草湯四肢逆冷謂之厥四逆湯亦曰清指頭微冷理中湯亦可謂之蹤陰旦湯舌滑

（實則譫語虛則鄭聲不可混看）

曰胎白（小兒胡）音重鄭聲嚨（即語）詁有表寒有裡寒惟表寒各

半而裡寒陰旦有陰盛有陽盛陰盛可表而陽盛宜通

大抵医有賢愚疾無今古陰受之則入於五臟（内傷）陽受之則

入于六腑無汗而煩躁者可服青龍無汗而喜渴者勿用

白虎（太陽腑症宜五苓散）陽明自汗而引飲者五苓散甚非所宜（邪已入腑白虎湯）

大陽自汗而洩數（洩數則有便實之兆）者桂枝湯不可妄與（恐邪在裡故不可妄）發散屬于

辛甘湯泄係于酸苦薑專主嘔當稽思邈之書桂不墮胎

請試安常之語（桂能動胎桂枝則否）抑又聞脾受賊邪者（木剋）大勢已去

脉見離經者其鋒莫當陽毒發狂則踰垣上屋〔陽毒升麻湯〕日晡潮热或循衣摸床〔大承氣〕口噤齘咬者〔裡热盛極〕大承氣乾嘔脇痛者〔表罷顯此主裡有水〕十棗湯動氣〔屬虛忌汗下〕理中去白朮〔能閉胃氣〕腹痛桂枝加大黃〔太陰帶表之症故用桂枝或太陽誤下邪入太陰〕桂枝下咽陽盛則斃〔陽盛宜下〕承氣入胃陰盛乃亡〔陰盛宜汗〕陰脉沉細而緩陽脉浮弦而長湯食傷寒須辨人迎氣口有根有本必診太谿衝〔太谿腎脉衝陽胃脉〕斷之曰二痓必咬頰車〔陽明所交之地咬者口齒歪斜也〕二厥須看爪甲恊热而利者其腸必垢恊寒而利者其溏似鴨〔即清穀〕誤服湯丸者

食不及新時犯禁戒者死必不朧

五法大旨

一曰發為表之表藥用辛甘蓋腠理緻密非辛甘不能開發故曰發發者正表也

二曰解解則輕于發為表之輕（太陽主寒陽明主熱）藥用辛涼蓋腠理將疎惡寒已罷邪將化而為熱但表病裡和非辛不能散表非涼不能解熱解者解肌肉也

三曰和和又輕于解為表將罷藥用辛者少而涼者重

大抵入胃自三陽来者自三陰来者少然既著書立説正不得牽此失彼

蓋邪將入腑而未深入乎腑也曰表不可曰裡又不可發解兩法倶難于半表半裡故曰和和者和平表裡也

四曰攻〻則重於和為表已罷邪已入腑藥用苦寒蓋邪自三陽經入者（三陰經獨不入胃乎）結于腸胃非苦寒不能攻故曰攻〻者攻实熱也

五曰救〻則與攻不同熱則攻而寒則救矣藥用温熱蓋邪不由陽經而入徑中三陰名曰直中内寒盛極陽氣已危故曰救〻者救危陽也

吐或可去清必不可去一傳三陰以後清之用居多其大半矣此五法之所以多偏也 汪先生原評

按五法之中表者汗也攻者下也仲景傷寒有汗吐下三法而今獨去其吐何也盖仲景三法原為驅逐邪氣而設邪在表則汗之邪在胃之上脘則吐之邪在胃腑則下之吐原為胃之上脘而設者也然極難用在表禁吐在裡亦禁吐至于半表半裏汗吐下三法皆禁惟寸脉微浮關脉微結胸痞口吐痰涎方行吐法医者口能言實不敢用也故寧另纂仲景當吐症法于後不列于五法之中至今世方書以吐為邪在半表半裡則使後人受害多矣

此説甚錯一似三陽必即歸胃者既歸胃何以又有三陰若謂歸胃失下傳入三陰則三陰何以扰有不下此説傳經者所以誤人也

五法次序説

凡寒傷人必先入于皮毛邪在皮毛發热如火燎惡寒毛竪鼻塞不得汗皮痛不可近蓆正屬太陽表症無一毫疑惑故曰發表内經云其在皮毛者汗而發之此之謂也内皮毛而傳于肌肉則邪稍内進惡寒已去必唇焦热盛故不言發表而曰解肌由肌肉（陽明之經）而傳筋（傳陽明之府）骨之中則邪更内進必齒乾燥而自汗故用（脱却少陽）白虎湯以瀉筋骨中之热由筋骨而傳于藏府則邪又更深外症悉去必惡热便秘下利赤黄或

腹痛時作甚則發狂此热邪在藏府之裡故不言瀉热而曰攻裡有不由陽經傳來者謂之直中三陰則内純陰寒外無陽經表形必先厥逆清穀囊縮甲青等症此直中之寒故不曰攻裡而曰救裏總要認識得救透方可施治以上五法曰發曰解曰和曰攻曰救將此五字時刻打點摸擬其狀久則自然貫串而歸于一矣

本于節菴最妙

既脫少陽之和解一法又碍三陰之入胃大法此公于道未為貫串也笔墨之淺所不待言仲景六法千古傷寒大旨誰敢操戈入室而更為五法况汗既發表和即和解下即攻裡温即救裏乃削其吐而更遺其清均為未妥

按三陰亦宜分經腑
故三陰有不可下者

陽經分經腑

三陽在經者可汗而已凡言經者皆邪在皮膚也然經行皮之裡肉之内外邪已客于經也有太陽之經有陽明之經有少陽之經故可發可解可和皆邪之在經也故仲景云三陽之病在經則不可下下之為痞氣為結胸矣

三陽已入腑者可下而已凡言腑者皆邪居腸胃也然腑主藏水穀傳送糟粕邪之入于腑也有自太陽入腑者有自陽明入腑者有自少陽入腑者故可下可清可攻皆邪之入腑也故

仲景云三陽之病在腑則不可汗〻之則詁語厥竭矣經腑分明則攻法不致混亂矣

陰經分傳中 失去傳經之本 本于節菴

有自三陽傳入者亦有自三陰傳入者其可攻一也

邪自陽經次第而傳入陰經謂之傳經可攻而已凡言傳經者言邪自外入內為實為熱不可用直中溫藥誤投之者名曰動陰血是實其實矣

邪自陽經而徑入陰經謂之直中可溫而矣凡言直中者言邪不從陽經而入為虛為寒不可用傳經寒藥誤投之者必致

殺人蓋重虛其虛矣能明傳中則理中承氣各當其用矣

五法諸症

表症第一

脉浮　身痛　發热　惡寒　目舌和　面慘洒淅　脊項強

頭痛　喘　咳嗽　四肢拘急　口不渴（别其無腑）　二便如常

以上數症俱邪在表必待表解方可攻裡若誤下之為痞氣為結胸為懊憹矣

肌肉第二

脉尺寸俱長　目痛　鼻乾　唇焦　漱水不欲咽

以上數症皆邪在陽明之經不在陽明之腑勿將經腑一槩混治

和解第三

脉弦數　胸中脹滿未經下過　乾嘔　耳聾　呃逆

脇痛　頭汗出　舌滑　盜汗　往来寒熱　口苦

目眩　默默不欲飲食

以上數症俱在半表半裡此經有三禁惟小柴胡一湯加減和解誤用他藥則變為壞病矣

傷寒論辨

攻裡第四

脉沉而有力　下利青黄水　自汗　潮热　悪寒　小便多　腹痛（太陰）　轉失氣　下利腸垢（太陰）　咽乾（少陰）　歯燥（少陰）　小腹満而硬痛（煩満是厥陰）　不得眠　譫語斑狂　目不明　大便閉急　頭疼發热（別其無表）俱止　手足心并腋下俱有汗出　舌苔黄黒及津液枯涸　以上数症不拘日数多少凡屬傳經裡症下之無疑若誤汗之必為狂為斑爛矣

救裡第五

脉沉無力　嘔吐清涎　嚢縮（厥陰）　唇甲青（厥陰）　背悪寒（少陰）

踡臥（少陰） 多眠（太陰） 乾嘔不渴（少陰） 身痛如被杖（少陰） 腹痛綿綿（太陰少陰）下利清穀 小便清長白 四肢（厥陰）厥冷過于肘膝 惡寒身疼不頭痛發熱 四肢拘急不發熱

以上數症俱屬直中寒症溫之無疑

附表裡俱見症

一頭疼發熱（表） 下利清穀（裡） 表裡俱見寒症

一腹疼口渴甚（裡） 脉浮（表） 表裏俱見熱症

一大便閉（裡） 微惡寒（表未）盡 亦表裡俱見熱症

大抵表裡俱見疑似之間若傳經裡症俱見爲熱爲实則以解表爲主攻裡次之裡急又在活法

若直中裡症俱見爲寒爲虗則以救裡爲主發表次之

此治表裡俱見之大法也

五法問答

發表

或問脉浮何以是表症答曰浮者脉在肉上行也按之不足如浮木然内經曰寸口脉浮主病在外〻者表也若邪在裡脉必沉細又焉得浮故一見浮脉屬表無疑矣曰裡症見而脉尚浮者法何如曰裡症脉帶浮者表未盡也必先解表而後攻裡仲景曰解表不開切勿攻裡太陰篇云腹痛脉尚浮者桂枝湯加大黄結胸症脉浮者不可下是也若表症已罷便閉

詁語而脉浮者從權下之此取症不取脉也若汗後脉症依然者重加汗之表解而裡症見者即下之倘熱愈熾脉躁疾者名陰陽交症不治

或問發熱何以是表症答曰寒鬱于腠理則閉塞而發熱此熱發于皮膚而內中無熱名曰表病裡和經曰體若燔炭汗出自散是也故見發熱即為表邪未解雖一月半月之久還當解散曰倘發熱而便結裡症又急從表乎從裡乎曰裡急者固當從權亦不敢竟離表藥如三黃湯治發狂口渴及發熱症內有麻黃為發熱設也以如裡急症尚不敢純用寒涼而加

自

辛散況尋常之發热而不從表治乎此可破千古之疑矣曰據子之言凡發热皆在陽經而不在陰經矣不有少陰發热乎曰傳經少陰惡热而不發热發热者直中少陰也爲表裏俱傷故用麻黄細辛附子令表裏兩解乃温中發散也況少陰發热必脉来沉遲外無頭痛或見厥逆清穀諸寒等症名爲少陰似太陽若此症兼頭痛是表裏俱見爲兩感寒症又何以爲少陰热乎總之裏症甚急而發热利藥尚加麻黄少陰發热温藥加細辛麻黄可見發热屬表症無可疑惑故仲

景云三陰無身熱

或問身痛何以是表症答曰邪之客于人也必始于皮毛肌肉令寒入于四肢焉有身不痛之理針經云寒甚則痛是也藥以辛散令氣血流通而痛愈矣曰裡症亦有身痛何也曰此直中裡症非傳經裡症也直中者寒邪襲于臟腑陽已衰危而氣血凝滞故令身痛宜急温之若傳經裡症則屬熱熱主血行又何有身痛哉然直中者身痛如受杖而無頭痛發熱表症身痛如繩縛而有頭痛發熱固自易辨也曰太陽

表症皆具亦身痛而不用麻黄反用四逆何也曰此症是太陽脉是少陰者蓋因病者素有虚寒故表症悉具脉宜浮緊而反沉遲無力則取脉不取症而不用麻黄矣若脉見浮緊又何敢用四逆者

或問惡寒何以是表症荅曰人身外為陽為表寒屬陰邪今表虚為寒所乘為陰盛陽虚故雖在密室亦引衣自蓋也仲景云陰盛陽虚汗之則愈曰裡症亦惡寒何也曰直中裡症者惡寒傳經裡症不惡寒也傳經者熱已入腑必惡熱

又何為而惡寒直中者內寒極盛致陽微不温故惡寒耳然與表惡寒則無頭疼發熱之異經曰發熱惡寒發于陽也無熱惡寒發于陰也此之謂矣曰傳經裡症盛急亦有微惡寒者柰何曰表未解也必先解表然後攻裡故仲景云解表不開不可攻裡攻之為大逆若裡症危急死生在呼吸間或從權下之此活法也曰誤下而成結胸疼甚急猶惡寒者何以治之曰猶惡寒邪未盡結于胸也仍先解表方服陷胸湯若誤攻之表邪又結于胸其人必危矣夫結胸有一毫惡寒亦不敢

攻可見惡寒屬表無疑矣

脊強何以是表症曰太陽經起於目内眥上額交顛頂下行入項走肩膊由背脊至足小指邪氣客于背脊循旅上下故背脊強屬太陽表症也曰太陽項強當發表而結胸項強又宜急下何也曰結胸之項強非真項強也邪結于胸而襯于項致氣不得交通其首能仰不能俯俯則胸中疼甚故有似項強耳凡表症其在頭能俛仰俛則胸不痛者太陽項強也急表已經下過其首能仰不能俯俯而胸痛者結胸項強也急攻

喘何以是表症曰肺主身之皮毛寒邪外侵必從皮毛而入肺又司氣之升降今表受寒邪斂束于肺致氣不淂上下故喘試以麻黄湯論之内有杏仁者爲肺經設也麻黄所以去皮毛寒粃者也皮毛與肺同氣連經故一見喘即是表症無疑矣夫久病喘者尚以麻黄杏仁却之况新病乎曰喘既爲肺爲表指掌賦曰喘滿而不惡寒者當下而痊何也曰此傳經裡症因便閉不通致濁氣上冲而成喘者本不出于肺故當下之若外症有一毫表在而喘者非裡症也悮攻之則大逆矣

仲景曰喘家無裡症宜倍投杏子明言喘屬表邪也
咳嗽何以是表症曰寒邪乘肺〻葉斂束不能開發致氣
上沖內經曰時感于寒乃為咳嗽是也曰裡症亦有咳
嗽乎曰傳經者無之直中者則有蓋傳經為熱〻主流通分
氣出入何有于嗽直中者寒結上束于肺故下利清穀四肢
厥逆而兼咳嗽也倘兼表症則又非直中矣宜辨曰裡症無咳
嗽而咳嗽屬火何也曰嗽而屬火者雜症嗽也病者有虛實
二火〻主炎上亦令咳嗽或先受寒鬱咳久則变而為熱亦屬

火咳二者皆久病也内外無寒症惟咳嗽而已故有新久之别新則為傷風為傷寒久則為虚火為實火風寒者發散之虚火者從治之實火者清凉之曰逆治曰從治皆雜症嗽也至于傷寒一見咳嗽非表症即直中也不得謂傳經有

咳嗽

頭痛何以是表症曰三陽經上至于頭惟太陽經脉最長其疼居多少陽々明俱有頭疼各取其症以名之故一見頭疼即是表症矣曰三陰經無頭疼厥陰經何故有頭疼

也曰三陰經至頸而還何得頭疼惟厥陰與督脉會于巔頂而都攝諸陽故有頭疼然厥陰頭疼亦不常見必嘔吐涎沫内無热症屬直中者也當温之若傳經至厥陰而脉浮頭疼乃為欲愈不愈用小建中湯

四肢拘急何以是表症曰内經云寒多則筋攣骨痛热甚則筋弛肉緩故四肢拘急即是表症曰陰症亦有拘急者何也曰直中者亦因純寒所廹若傳經者則屬热〻則体舒不拘急也然直中者自無身热頭疼之表為易辨耳至汗吐下

後四肢拘急者為津液内竭血不能榮潤筋骨宜真武湯亦必問其汗吐下否

目舌和何以是表症曰目者五藏之精華所係舌者所以司味因寒热而変之者也若臟腑有热則目必黄赤舌必乾枯黑也今目舌如常知邪未入裡故屬表症無疑間有太陽渇者小青龍去半夏倍加天花粉若太陽腑小便不利者五苓散若表症罷而直傳本府則豬苓湯

脉不出何以是表症曰脉者血之腑热則血行豈有脉伏之理脉伏者表受深寒也曰裡症亦有脉伏者何也曰直中者有

之亦陰寒凝滞也故用四逆加猪胆汁以治之若傳經裡症則屬热而必無脉伏之事矣曰陽厥热脉伏者何也曰热脉伏者百無一二外或見大热症脉雖伏而指必温又或有痛處疼極故脉伏也至于尋脉伏非表症即真中矣

口不渴大小便如常何以是表症曰皮毛肌肉為表筋骨臟腑為裡若热邪傳裡燒灼臟腑必口渴便閉或下利腸垢而小便短赤㶊其常矣今内症平和則邪之在表無疑矣

曰舌和口不渴亦辨其無裡症耳

肌肉

尺寸俱長何以是邪在陽明肌肉曰陽明爲氣血俱多之經邪一傳之薰蒸肌肉則氣血淖溢令尺寸俱長故一見脉長知邪在陽明肌肉當用辛凉解肌不可用辛甘正發表矣曰脉長者邪舍陽明肌肉其有投承氣湯者何故曰陽明用承氣湯者陽明腑也非陽明之經也若陽明腑病當下者其脉長洪而有力内必有便閉譫語等症方可投承氣湯若陽明經病其脉長而帶浮乃表病而裡和又孰敢用承氣乎仲景

于陽明一經有攻有表攻者攻陽明之腑不敢攻陽明之經
表者表陽明之經不表陽明之腑自王叔和以六經各集成書
陽經不分經腑陰經不分傳中而攻表不清之害錯出矣
目痛鼻乾何以是邪在肌肉曰目痛者陽明之脉絡于目也鼻
乾者本經之脉自目下鼻也邪舍陽明故先顯二症
不眠何以是邪在肌肉曰胃氣下行邪舍之氣逆不從其道
也
唇焦嗽水不欲咽何以是邪在肌肉曰唇者肌肉之本脾之華

傳經熱症則陽躁漱水能咽直中寒症而陰躁則亦漱水而不能咽俱宜全參

也欲水以潤之知邪在肌肉中又不欲咽為臟腑無熱乃表病裡和也曰表症既除已屬裡症或亦漱水而不咽奈何曰既無表症裡必有熱熱則能消水漱當咽下若不咽是內有瘀血也其人必小腹硬滿小便自利大便枯黑則用桃仁承氣湯攻之

和解 十則

脉不浮不沉何以是半表半裡症曰浮為在表沉為在裡今不浮不沉曰表則將入腑曰裡則邪未深入于腑非表非裡知邪在中故曰不浮不沉者屬半表半裡症也

往来寒热何以是半表半裡症曰热邪屬陽寒邪屬陰足少陽胆經正陰陽交界之所陰陽相争寒热相半故寒热往来即屬半表半裡曰陽明亦有寒热往来何也曰陽明經病但發热而不往来寒热若傳陽明之腑鬱熱薫蒸結糞在内故亦往来寒热宜大柴胡承氣攻之所謂陽明内热則爲寒热往来也

嘔吐何以是半表半裡症曰邪氣將入裡〻氣上冲邪氣分争故嘔吐況嘔吐雖出于胃原是少陽部位也亦有胃热而嘔

吐者另是一症以口之不渴與渴别之（渴者小柴胡加竹葉石羔不渴者理中湯重加煨姜）

脅痛何以是半表半裡症曰足少陽經佈之脇下邪入之故痛曰水氣亦令脇痛何也曰水氣脇痛必見乾嘔心滿咳引脇下疼而頭汗出半表半裡者自無少陽症也

胸前脹滿何以是半表半裡症曰胸前上半截乃清陽之分正在半表半裡邪至此將入裡而未深乎裡也今胸滿而腹未滿者乃邪氣而非有物至腹中脹滿則有物而非邪氣不在

半表半裡矣曰痞氣亦胸前脹滿何以別之曰痞氣因邪在表誤下而成胸脹若未經下即半表裡症也

耳聾何以是半表半裡症曰足少陽經上絡于耳

頭汗何以是半表半裡症曰寒將化為热也表症無汗裡症自汗故半表半裡則頭汗曰瘀血發黃水氣三症俱有頭汗出何也曰瘀血則小便自利而頭汗出發黃則小便不利出水氣而頭汗出水氣則胸滿喘嘔而頭汗出半表半裡者則往來寒热而頭汗出也總之頭汗者皆未離乎陽經

盜汗何以是半表半裡症曰表症則腠理為寒邪閉塞而無汗裡症則腠理為热邪薰灼而自汗今睡而出覺而收是邪將壯于陰分在欲入未入之交故曰屬半表半裡也曰雜症盜汗亦作半表半裡乎曰雜症盜汗乃陰虛之極血分虧弱名曰勞怯之症傷寒盜汗有餘之邪名曰外感不與雜症同

舌滑何以是半表半裡症曰舌司腸胃寒热之變在表則舌和如常在裡則舌乾枯焦色今舌滑尚有津潤但不

如常是邪將入腑而未深入乎腑也非半表半裡而何

目眩口苦何以是半表半裡症曰目爲肝竅胆附于肝今少陽病熱泄胆汁故顯是症當和解之至于他經則無此症少陰症有目不明者

攻裡十六則

脉沉而有力何以是傳經裡症曰脉者血之府人身之元氣也內實則脉實內虛則脉虛沉爲病脉主病在裡有力者實也主病爲热今沉而有力是裡實热也屬傳經裡症無疑矣下後便溲秘者再下下後身热脉浮者再表之

下後發热者葶藶苦酒以溲陰血下早身尚發热覺心中痛結者香豉梔子湯激吐之

仲景云其熱不潮不可與承氣

潮熱何以是裡症曰潮熱如潮之信不失其時今日未申時熱明日亦未申時熱蓋未申時屬陰邪居陰分熱結在裡薰灼結糞故也當下之曰倘猶有表症奈何曰表未盡者先解表而後攻

惡熱何以是裡症曰熱傳臟腑薰蒸煩躁故揭衣去被揚手露足也

拒按為實受按為虛
实為陽邪虛屬陰邪

腹痛（太陰）何以是裡症（必便秘脉实宜承氣）曰坤為腹（屬太陰）純陰也胸脹為半表半裡至腹痛則邪傳裡矣曰既是裡症當投大黃有用桂枝者何也曰太

有太陽汗後傷血津液内竭以致中氣虛弱不能運動而腹脹者用厚朴甘艸人參湯以和之更有下早傷太陰而脹者梔子厚朴湯安之

動

少陽陽明合病下利最重為木剋土

陽誤下而腹痛尚有微表未解者或已成太陰裡症而脉尚帶浮者故用桂枝大黃令表裡兩解耳然傳經與直中俱有不可不深辨

下利何以是裡症曰邪在表則裡和烏得下利邪傳入臟熱灼腸胃故有下利曰亦有發熱及諸表症而下利者何也曰此少陽與陽明合病以及三陽合病也然三陽合病不入腑者亦不下利下利為裡症何疑但傳經裡症則為下利腸垢直中裡症則為下利清穀不可不辨耳有狀如結胸飲食如故時自下利舌上白苔又無

寒热往来但作寒而無热者此名臟結之症不治

轉失氣何以是裡症曰内有燥糞結而不通則氣常下失如令人將大便則先泄氣也陽明篇云若不轉失氣不可與承氣湯

手足心及腋下有汗何以是裡症曰人身諸背属陽諸腹属陰手足掌心腋下皆陰也热邪入裡薰蒸臟腑故陽分之地無汗而陰分之地皆汗出也一見汗而知大便已硬當急下矣若傳經未見掌心腋下潤者乃謂之表病裡和

仲景少陰三承氣以此爲的然必大便実也有屬陽明腑者必背惡寒爲陽熱內陷宜白虎湯有屬少陽經者必寒熱往来而乾燥不甚宜小柴胡加天花粉爲在表

咽乾齒燥何以是裡症曰咽為胃之路齒乃骨之餘咽乾胃熱盛矣齒燥熱灼骨也骨與胃俱為裡症所主曰內熱甚當咽痛而寒症亦咽痛何也曰直中之寒寒極反致咽痛必見下利清穀四肢厥逆與之水則不能飲此傳經之咽乾齒燥則思水特甚矣

目不明何以是裡症曰瞳神屬腎內極灼熱則腎水枯涸故目不能照物也急下之以救腎家將絶之水若謂此症屬虛誤投熱藥必不救

譫語發狂何以是裡症曰熱結于胃故譫語熱極則發狂裡熱之急者也曰經又言有虛有熱何也曰有當汗不得汗用火迫急為火邪驚狂者此症是虛宜柴胡龍骨牡蠣之類此則實熱陽盛而發狂下之而何此為正狂其症大便秘結小便短赤面赤口乾甚者登高踰垣言笑自若更有蓄血下焦而如狂者必症必小便自利唇焦漱水不咽乃桃仁承氣症也若狂而下利黃赤口渴者則宜黃連解毒湯加大黃芩蘆以治之

小腹滿何以是裡症曰胸膈清陽之分脹滿為邪氣小腹糟粕之區脹滿為有物宜急下之曰瘀血症及溺濇者亦小腹滿

何以別之曰小腹硬滿而痛小便自利者瘀血症也若小便不利而小腹脹滿者即溺濇而不通也今則小便短赤大便閉結而小腹硬滿是內有燥糞矣

下利青黃水何以是裡症曰胃中因久失下燥糞結實成塊則青黃水下漏睨門矣猶物之聚而成結實者水液則不能滲漏若堅如磊石者沃之必見滲漏其理一也亦水從結糞空中走出耳宜急下之至于直中下利清穀者爲漏底傷寒宜四逆湯若一混投禍不旋踵

四逆下利
下利腸垢
下利膿血
下利清黃水
下利清穀

便秘者承氣湯未秘者乃执攻上膈也黄連鷄子湯

即煩躁

不得眠何以是裡症曰直中寒症屬陰〻主靜〻則多眠至傳經則执邪入腑令人煩躁神昏而不得眠也（其症便秘口渴表症全除）曰有不得眠投寒藥而愈甚者何也曰此必汗吐下後津液内竭之不得眠也其人必（心主血〻虚則神無所依）心蘊虚煩脉来浮弱當用真武湯酸棗湯此之不眠固脉来有力煩躁而口渴不已者裡症何疑若因大下而心中懊憹不安者又宜梔子豆豉湯以微吐之

小便多何以是裡症曰小腸者受盛之腑承胃司水穀清濁不分一槩混受由小腸而下則有膀胱與大腸清者從竅

陽明腑病小便必多一見自汗或有小便不利者為津液内竭不可利〻之則重虚其虚愈不利矣

滲入膀胱糟粕從口傳于大腸倘膀胱竅閉水入大腸必作泄瀉若大便堅閉津液走前則小便頻數此必然之理今小便多而大便閉結故屬裡症小便若少大便雖秘水液不久必入大腸當先鞕後溏仲景云小便少者不可攻以其不久

當曰

自　　　曰寒則腠理秘密熱則腠理開泄熱已入腑薰蒸如鼎沸然故自汗為裡症曰奈何有用桂枝湯者曰此太陽傷寒風症也屬陽虛裡症自汗則為陽盛仲景

云桂枝下曰陽盛則斃其相去奚啻千里總之傷風自汗必見頭疼發热而淅淅惡風者也裡症自汗必見煩躁惡热而不畏風寒者也

頭疼發热俱止何以是裡症曰邪之初中於人必始于太陽太陽為表之表則頭疼發热少陽陽明為表之中亦頭疼發热邪傳陰經則為入裡故表症盡除也亦即彼決此耳指掌云三陰無頭疼無發热此之謂歟

救裡十二則

脉沉而無力何以是直中寒症曰凡人氣周于身發于脉故熱則脉數寒則脉遲定理也沉者陰脉也無力者虛象也故一見此脉即為虛為寒為直中之症雖外有大熱大表症不敢用發表藥若誤投之必危且殆太陽篇云表症悉具脉無力者四逆湯此之謂夫亦取脉不取症也

下利清穀何以是直中寒症曰經云食下即化腐臭而出是有火也食下不化完穀而出是有寒也病機云諸病水液澄徹清冷者皆屬于寒故一見下利清穀即是直中寒症矣

若傳經熱症則下利腸垢而不利清穀仲景云少陰病下利止而頭眩時時自冒者死

小便清長何以是直中寒症曰有熱在內則小便赤色短少矣今清而且長內有寒症明矣曰邪未入腑而在皮毛亦小便清長何也曰表病裡和者亦言小便如常日耳今曰清曰長則固異于常日矣故為直中然必見厥逆清穀外無表症而小便清長乃為的耳若頭疼發熱而小便清長如舊只為表病裡和

四肢厥逆何以是直中寒症曰四肢屬陽寒邪屬陰今中寒

一厥須看指爪甲与口唇青合参又宜参之以脉按之有力比為陽厥按之無力比為陰厥

邪則陽衰陽衰則陰盛故四肢發冷過乎肘膝肘膝為人之四関令過之直中無疑矣脉必沉遲無力急温之曰亦有陽厥何也曰物及則反四肢雖厥指爪尚微温不似寒厥冷之甚也但外症必燥渴惡热小便或短赤大便或閉或下利腸垢脉必沉實有力但見一症以别之陽厥誤用热藥必動陰血從耳目口鼻中涌出辨之不可不真嘔吐清涎沫何以是直中寒症曰胃腑有寒热必見于涎沫内經云諸嘔吐酸及諸渾濁皆屬于热諸病水液澄澈清冷皆屬于寒故一見吐清涎沫者則為直中寒症矣与下利清穀小便清長同

背惡寒何以是直中寒症曰背爲陽寒屬陰：邪乘于陽分是陰盛陽衰也宜附子湯曰陽明腑病亦背惡寒何也曰陽明腑病而背惡寒者外無寒症必見口燥渴爲陽热内陷入腑之兆故背空虚而微惡寒也只宜白虎湯總之渴則内有热不渴則内有寒也

踡卧何以是直中寒症曰热則舒散寒則斂束理也曰陽經表症亦有踡卧寒耶热耶曰此表之中深寒深也須大發表然必有頭疼發热諸表症陰經者一毫表症俱無

多眠何以是直中寒症曰热症不得眠則多眠為寒症矣曰表症多眠者何也曰亦感寒邪深重故也必見頭疼發热方亦有邪氣時去血氣稍復而多眠者脈必微浮而緩不藥而愈是表症多眠

囊縮何以是直中寒症曰囊陰囊也陰盛陽衰不能温其下故也與踡卧同理曰指掌以囊縮而用承氣湯者何故曰此傳經热症邪氣甚盛致筋急舌卷狀如中風而囊為之斂束者筋聚于陰器故也不似直中之曰隱曰縮耳然彼症必兼口渴煩滿之極方為承氣對症若見一毫厥逆清穀而誤投

承氣必危殆矣

唇甲青何以是寒症曰寒凝血滯不能濡潤故也況熱赤而寒青色之易見者直中無疑宜急溫之曰陽厥亦唇甲青何以別之曰陽厥熱深熱極反厥其唇甲似青非青乃紫黑色也口必渴与之水能飲啓唇視之咽喉如煤指稍必尚微溫若直中者唇青而口和甲青而厥冷其相去固毫厘千里也

吐蚘何以是寒症曰蚘得熱則安得寒則泛今見吐蚘者膈上有寒也誤投涼藥則逆矣宜急溫之曰倘外有大熱症而

吐蚘者亦不可用寒藥乎曰即烏梅理中丸係安蚘藥也皆用附子干姜可見雖有热症必先安蚘而後可治他症不然膈上虛寒犯之必危矣

乾嘔何以是寒症曰热在內而吐則出物或嘔酸或苦水今乾嘔則欲吐而不能吐爲寒欝于中脘陽氣蘊而不得舒也曰太陽少陽水氣亦令人乾嘔別之如何曰太陽乾嘔頭疼發热少陽乾嘔胸滿脇痛水氣乾嘔唊引脇痛若直中乾嘔外無一毫表症而見下利清穀及諸寒症矣况三者乾

嘔亦總不寒離乎寒也
煩躁（內外俱不安躁主手煩）何以是陰症曰（此陰極似陽ニ無所歸浮于面而帶赤色）直中陰寒物極則皮故口渴作思水
狀而陰躁也實（表症去陰）与之水則不能下咽而脉必沉遲無力若傳（宜霹靂散溫之）
經陽躁則脉必有力口渴飲水而能咽大便閉結或下利
腸垢腹中（大承氣）急痛矣
仲景云少陰病吐利煩躁四逆者死　四逆惡寒而身踡脉
不至不煩而躁者死　少陰病脉微欲眠六七日煩躁不得
卧者死
辨症頗清但攻裡一法混三陰于陽明之腑一似三陰諸

下症皆三陽歸胃之後所遲留而成者則三陰何以又在表而不可早下且三陰又何以從陽明而復歸胃乎此處尚得挑剔為妙辨六經各有經腑一篇不可不細叅也汪闇如先生原評

古方今法

發表門

桂枝湯

桂枝卜下 赤芍生朩 防風卜下 羌活卜下 白朮土炒牛 黃芩卜下 甘艸卜下 生姜朩下

大棗五枚 水三盞煎至二盞分兩次服病愈則止不愈

再煎

麻黃湯

麻黃去節一朩 桂枝朩下 甘艸朩 羌活朩 陳皮朩 細辛朩下 蘓葉牛

川芎錢半 豆豉二錢 杏仁十五粒 用姜葱為引法如前

湿热發表湯

乾葛二錢 知母錢半 生地錢半 甘艸八分 細辛半 黃芩錢半 豆豉二錢 姜葱

為引如前

感冒踈邪湯

桔梗錢半 羌活二錢 蘇葉八分 陳皮錢 防風錢 前胡錢 北細辛二分

黃芩錢 甘艸八分 川芎八分 豆豉二錢 引用姜葱如前

疫癘觧表湯

桔梗一本半　升麻本下　防風本下　梔仁本　柴胡本下　黄連本　牛旁子本
蘇葉八下　粉艸本卜　引用姜葱少許
陽明部位腫毒者加石膏本倍加升麻一本
少陽部位腫毒者加青皮本倍加柴胡本半
太陽部位腫毒者加藁本本半　羌活本
頭上腫甚者倍加甘草一本　桔梗一本
喉閉腫甚者加藁本本半　射干本
口渇甚者加天花粉一本半　知母一本半

目赤上焦甚者加大黄一錢倍甘草一錢
咳嗽甚者加杏仁十五粒倍桔梗一錢
身痛甚者加羌活一錢獨活一錢

解肌門

升麻葛根湯

升麻錢半 葛根錢半 赤芍錢半 甘草八分 黄芩錢半 酒炒 一錢半
生地錢半 白芷一錢 桂枝二分 生姜錢半 大棗五枚 水煎如前
吐經有衄血者倍生地一錢

葛根知母湯 無汗口渴

葛根二錢 知母一錢 升麻八分 甘草一錢 葱白三莖 引用姜葱

如前

白虎湯 有汗口渴

石膏二錢 知母一錢 麥冬八分 甘草五分 黃芩八分 葛根八分 橘紅八分

粳米一撮 水煎如前 煩躁甚者加淡竹葉廿片

和解門

小柴胡湯

柴胡二錢 黄芩錢半 人參錢半 甘草錢半 半夏一錢 陳皮一錢 茯苓一錢
姜錢半 大棗三枚 水煎服 若脹滿加枳殼不效對小陷
胸湯

攻裡門

承氣湯

大黄 枳實二錢 厚朴錢半 甘草八分 白芍一錢 柴胡一錢 茯苓一錢
黄芩錢半 水煎服以利為度不利再進 小腹滿下
燥甚者加玄明粉

大柴

黄芩一兩 芍藥一兩半 半夏一兩 枳實一兩半 大黄一兩 葛根一兩

大棗五枚 生姜一兩 水煎如前以利為度

桃仁承氣湯

桃仁廿枚 桂枝一兩 芒硝一兩 甘草一兩 如夜作 大黄一兩 枳實一兩

赤芍一兩 歸尾一兩 水煎如前以下盡黑物為度

救裡門

四逆湯

大附子三錢 火炮去皮臍 肉桂一錢 炮姜二錢 人參三錢 炙甘草一錢
台术炭二錢 五味子一錢 陳皮一錢 麥冬二錢 去心 陳細茶一錢 水煎服如
前以手足溫和陽回為度不必再進若一服反煩躁不安
停後服

八武湯

人參一錢 熟附子一錢 五味子二錢 淮山藥一錢 麥冬二錢 棗仁二錢
歸身一錢 熟地一錢 水煎如前脈如蛛
一 豬胆汁半盞 前方遇無脈倍加五味麥冬各二錢猪胆汁半盞童便半盃同為純寒陰症而此為

稍輕耳

麻黄附子細辛湯

麻黄一錢 細辛一錢 附子火炮去皮臍一錢 炙草一錢 陳皮錢半 炮姜一錢 陳茶一撮 葱五莖 水煎服取微汗以愈爲度不愈再進

再脉伏加麥冬五味各一錢 猪胆汁五匙

兩感有頭痛者加桂枝一錢 川芎分

理中甘草乾姜湯

炙草二錢 炮姜一錢 白术二錢 當歸二錢 人參一錢 陳皮一錢 肉桂分 茯苓一錢

水煎如前

霹靂散　治陰盛格陽脉沉而細疾無力通身氷冷冷汗煩躁不眠

大附子火泡去皮臍五錢　炮姜二錢　人參二錢　陳皮為上肉桂八分　陳茶八分

葱白十莖　水煎待涼進一鍾少頃又進服多大睡身煖汗出為度不愈再進

雜方

大青龍湯　治太陽煩躁

麻黄二錢　桂枝八分　甘艸八分　杏仁十五粒　紅棗一錢　陳皮一錢　石羔一錢

按三陽宜汗而誤下為結胸。三陰宜微汗。而誤下為痞氣。更有裡症早下之懊憹。不結于胸而結於膀胱関元之陰結。亦曰臟結也

黄芩二钱 生姜二钱 大棗五枚 水煎如前取微汗汗多温粉撲之

小青龍湯 治太陽表不解而嘔及表有水氣

麻黄二钱 赤芍二钱 細辛八分 干姜一钱 甘草一钱 五味子八分 半夏二钱 陳皮一钱

大陷胸湯 治大結胸不按而痛 其症身熱口渴不食自利胸脹氣短一見煩躁為正氣散亂必死

大黄四钱 芒硝二钱 甘遂末一钱 枳實二钱 甘草二钱 柴胡二钱 半夏二钱 桔梗二钱 大棗五个 以利為度

有口不渴身不熱之寒熱結胸又有飲食不消之以結胸又有汗下後中氣不運而噫之似痞氣俱散見于指掌宜分而通之若臟結症加痛引少腹入陰筋此不治

小陷胸湯 治小結胸按而痛者

黃連錢半 半夏一錢 枳實錢 桔梗錢 甘草八分 柴胡錢

貝母八分 黃芩八分 干姜錢半 瓜蔞仁一錢半

凡結胸症有表脉浮大者宜小柴胡加桂枝葛根之類以發其表然後可服陷胸湯若在表而服必再結再結則危故仲景云結胸脉浮大者不可下下之則死

瀉心湯 治痞氣按而不痛 服瀉心湯則痞滿之利宜止不止宜禹餘粮湯

甘草錢 半夏一錢 黃芩一錢 干姜八分 枳實錢 桔梗一錢半 柴胡八分

黃連八分 貝母一錢 大棗五枚 水三盞煎盞半徐徐咽下

以胸寬和為度

十棗湯

芫花三下 大戟三下 甘遂二下 陳皮一下 茯苓半下 半夏一下 干姜五下

大棗十枚 水盞半煎八分先服四分停半日又進若下後病不除者明日又進以胸中和快為度後進糜粥

三黃石膏湯 治三焦熱甚而有表

大黃二錢 黃芩五分 黃柏五分 麻黃一錢 石羔三分 豆豉二錢 乾葛三分

甘艸下

葛根白虎湯 治頭痛甚

葛根錢半 羌活錢半 甘草一錢 赤芍一錢 知母錢半 川芎錢半 藁本錢半

姜葱為引

梔子豆豉湯 治悞下懊憹取吐

梔子二錢 枳殼一錢 桔梗一錢 柴胡一錢 干姜五分 麥冬一錢 豆豉二錢

茵陳五苓散 治失汗發黃

茵陳二錢 桂枝八分 豬苓一錢 澤瀉一錢 白朮八分 茯苓一錢 梔仁錢半

盛者加大黃

豬苓湯

猪苓二錢 茯苓一錢半 澤瀉二錢 滑石一錢 阿膠一錢半 柴胡一錢 梔仁二錢

以便利為度

五苓散 治太陽府病前方無表症而小便不利此方有表症而小便不利

猪苓二錢 桂枝一錢 茯苓一錢半 白朮八分 澤瀉八分 淡竹葉七分 干灯心二錢

梔仁八分 甘草八分

陽毒升麻湯 治陽毒

升麻八分 射干一錢 黄連一錢半 甘草五分 黄芩一錢半 犀角一錢半 青黛二錢

玄參二錢 人參五分 牛蒡子一錢半 水三盞煎二盞每服半盞

陰毒甘艸湯 治陰毒

炙艸八卜 升麻卞 當歸木 桂枝八卜 人參木 乾姜卞 醋炙鱉甲木

川椒去 炮附子去 水三杯煎一杯半進半杯如人行五里許

再進半杯再行五里許再温服取微汗未汗再服

百合知母湯 治百合病

百合 罕 知母三卜 生地汁一杯 甘艸木 柴胡去 黃連木口

干姜三卜 麦冬去

黃芪建中湯 治邪在表不能作汗而脉遲者

黄芪本下 桂枝本 白芍去 當歸本 蘓葉去 甘艸乍下 白朮半
生姜去 大棗三枚 水煎服後脉復表在者還宜觧表
柴胡龍骨牡蠣湯 治煩躁欬卧不安及身盡痛
柴胡二本 桂枝乍下 人参乍下 黄芩本 牡蠣本下 黄連乍下 茯苓又一本
半夏半 大黄本 生姜八下 大棗三枚
小續命湯 治剛柔二痓及脚氣
甘艸本 麻黄本剛痓加半 防風乍下 羌活本下 芎藭乍下 杏仁去 黄芩半
蒼朮乍下柔痓去之 桂枝半柔痓加半 白朮乍下剛痓去之

消斑青黛飲 治赤斑

青黛錢半 升麻錢 柴胡錢 玄參五分 梔仁五分 黄連五分 人參錢 石羔錢

生地錢半 牛蒡子錢半 甘草八分 烏犀角 斑盛則加

犀角地黄湯 治衄血甚及脈微者

犀角五分 生地二錢 青蒿錢半 梔仁錢半 紅花八分 當歸錢半 甘草八分

桔梗錢 丹皮錢半 藕節一枚

萎蕤湯 治風温灼熱 此無汗者 有汗須漢防已湯

萎蕤錢半 石羔二錢 麻黄八分 川芎八分 羌活錢半 知母五分 葛根五分 杏仁五分

金沸草湯 治表症嗽咳

前胡七 甘草五下 荊芥三 赤苓八下 半夏八下 細辛八下 金沸草三

姜棗為引

酸棗湯 治汗吐下後虚煩不眠

棗仁一半 甘草八下 知母半下 麦冬三 熟地八下 歸身半下 茯苓半

川芎半 干姜二下 虚加人参

柴胡鱉甲飲 治傷寒壞症

酸醋炙鱉甲二半 升麻八下 前胡三 烏梅三个 生地三 麦冬七 甘草五下

旋覆代赭湯 治汗吐下後心下痞而噫不息

旋覆花三 人參四 代赭石兩 甘草六錢 半夏六錢 新會皮四

白朮六 枳實六 生姜兩 大棗五枚

炙甘草湯 一名復脉湯 治傷寒脉結代心動悸

炙草四 人參六錢 生地六錢 歸身三錢 棗仁三錢 桂枝三錢

阿膠三錢 麥冬兩 麻仁四 五味子二錢 姜棗葱為引

芍藥附子甘草湯 治汗下惡寒血氣大虛

芍藥二錢 附子兩 炙草四 桂枝六錢 生地兩 干姜二錢

枳實神麯湯 治食復發熱

枳實一兩 梔仁各 神麯一兩 干姜三錢 柴胡各 豆豉一兩 查炭各 厚朴炒一錢 甘草八分 瀉者加枳殼防風 腹脹者加大黃

溫經青蒿散 治勞復發熱

青蒿一兩 黃芩各 歸身各 生梔仁一錢 柴胡三錢 枳殼一錢 陳皮八分 茯苓一錢

知母麻黃湯 治發表未透邪留心胞惡寒發熱昏冒喜睡譫語

知母各 麻黃各 甘草一錢 茯苓五 黃芩三錢 黃連一錢 獨活一錢

桂枝錢半　渴甚加天花粉　微汗為度

牛蒡根湯　治汗時再感手足攣痛

牛蒡根三錢　牛膝二錢　南星製三錢　防風一錢　甘草一錢　前胡二錢

水酒各半盞取微汗為度

澤瀉牡蠣湯　治病瘥後腰以下水氣浮腫

牡蠣二錢　澤瀉一錢　商陸錢半　海藻二錢　半夏一錢　栝蔞一錢

葶藶錢半　干姜一錢　花粉二錢　木瓜二錢

黄連解毒湯　治病後酒劇大热而嘔

補陰益氣湯
人參一錢 當歸一錢
熟地一錢 炙艸一錢
陳皮一錢 升麻三分
柴胡三分 生姜引

黄連一錢 黄芩八分 陳皮八分 知母一錢 梔仁一錢 生姜三片

補中益氣湯 方 治内傷之寒 氣虚不能作汗者宜此 有陰虚不能作汗者 景岳補陰益氣湯妙

黄芪一錢 人參一錢 當歸八分 柴胡一錢 升麻五分 白朮五分
細辛五分 藿葉八分 陳皮八分 甘艸八分 姜棗為引 微汗為度

導痰湯 治類傷寒痰涎眩暈發熱惡寒

白朮一錢五分 茯苓一錢 枳實一錢 桔梗一錢 半夏一錢 黄連一錢五分
甘艸八分 南星一錢 姜製黄芩八分 瓜蔞霜八分
發熱甚者加藿葉 柴胡

黑膏 治溫毒發斑

生地黄半斤 豬脂一斤 合煎至濃汁入

雄黄 麝香一分 搗勻丸如彈子大 白湯化下 未效再下

雄黄鋭散 治下部䘌瘡

雄黄 苦參 黄連 青葙子各半 桃仁五枚去皮尖 共末以艾搗

汁遍竹葉更搗為丸如棗核大綿裹納下部 冬艾

只用乾裹亦納之

傷寒指南一卷

〔明〕陶華等撰　佚名選編

清抄本

傷寒指南一卷

本書爲中醫傷寒發揮著作。全書主體内容輯自陶華所撰傷寒醫著。陶華，字尚文，號節庵，明代醫家。本書大致可分爲四個部分：第一部分爲總論，收録九論，其中有些論篇如《少陰厥陰辨》引自《醫宗必讀》，《一提金》引自《傷寒六書》。第二部分爲二十四種類傷寒病（即狹義傷寒外的風温濕暑、霍亂時行等病），摘自《傷寒六書》。第三部分爲六經中變症，以七十三個外感熱病中的症狀爲篇名，簡要述其病機和證治，大部分摘自《傷寒六書》。最後附《傷寒六書》中傷寒方藥歌括，摘引自《素問·脹論》及孫一奎關於臌脹治驗、積聚證治之内容；此外，還摘引李東垣、薛立齋論泄瀉和痢疾，以及嘔吐、霍亂證治等内容。

傷寒指南

乙未孟冬之月

濮山書眉

傷寒指南目錄

類傷寒

六經中變症

發熱　頭痛　項強　身体痛　惡寒　背惡寒　頭弦
往來寒熱　戰慄　潮熱　無汗　自汗　頭汗　手足
汗　盜汗　煩熱　微煩　煩躁　懊憹　脇滿　結胸
痞　支結　咳　喘滿　氣逆　短氣　渴　嘔吐　乾
嘔　呃逆　四逆即厥　陽厥　陰厥　臟厥　衄血
吐血　蓄血　熱入血室　漱水不欲咽　發斑　發黄
發狂　熱結膀胱　陽症似陰　陰症似陽　譫語鄭聲
咽痛　舌胎　腹滿　小腹滿　腹痛　大便不利　小

便不利　下痢　臟結　除中　蚘厥　狐惑　木仁　悸動　筋惕肉瞤　動氣　食腹　懷症　百合　越經

症　瘥後昏沉　解㑊　赤膈　黄耳　戈氏看傷寒法

傷寒死症　方括

傷寒脉與雜症不同論

傷寒之脉不與雜病同診而斷叔和以弦為陽仲景以弦為陰叔和以弦為陽者乃獨指一脉而為雜病言也仲景以弦為陰者兼諸脉而言之也叔和以緊為表仲景以緊為少陰蓋緊者傷寒中多有之然在陽經則浮而緊在陰經則沉而緊雜病以脉大為氣盛傷寒以脉大為病進大則邪氣而正氣微未為愈也雜病以脉緩為陰弱傷寒脉緩為和緩則邪氣退而正氣回為胃脉也雜病以脉濇為少血傷寒以脉濇為無汗如太陽惡寒汗不出者必緊而濇也汗下後而反躁亂身熱者死溫後而反散至而死暴出者亦必死也

雜症之脉伏者緣陽

邪內陷於陰中，不得發越於外，邪汗也。當汗之，若七八日以來
別無刑尅証候，或昏冒不知人事，或六脈全無者，此乃正汗也。
此不必攻，只宜生脈補元。又有種症脈亦伏者，乃邪終陷結而
不通，但大便利，其脈自起之。有歇至者，係病以元氣脫而至歇。
傷寒以邪氣壅塞經絡，榮衛不踈，以致脈來止而復動。觀人目
有精神，別無怪症形見，即當踈解邪氣，其脈自然流利不斷續
矣。(伏脈亦依此看)若神氣昏憒，撮空絕汗，喘促，目直視，目吊白，手足厥冷，
見一二症，切莫與之治。須又有脈促亦為歇至，往來急數，時止
復來，此陽盛也。只為病脈若結脈，緩時一止復來，乃是陰盛即

為死脉至代脉動而中止不能自還者因真氣衰極必死不治者也

傷寒診脉要略

傷寒診脉要分明，三部潛以指下尋，陽脉浮大動滑數，陰脉濇弱弦微沉，陽病見陰脉者死，陰病見陽脉者生，六經表裏分順逆，順者可治逆者傾，尺寸俱浮緊濇現，緊是傷寒濇無汗，若還浮緩是傷風，此屬太陽真可辨，兩手尺寸脉俱長，更兼滑數無難識，此屬陽明胃府病，宜者可用承氣湯，尺寸俱弦是少陽，若帶面紅口苦乾，往來寒熱兩脇疼，小柴胡湯正堪使，沉細之脉現尺寸。太陰下痢多厥逆手足若溫而沉肘內實下々應可湯。
尺寸俱沉屬少陰寒邪直中病還源若然沉實兼有力言乾口
燥極難禁邪入厥陰循陰器微浮微緩病當愈倘來沉實與沉
遲實下遲溫宜仔細。此是六經々病脈一々從頭看消息少陽
々明合病時。脈見弦名寇賊負脈木尅土也一多々脈倏然亡病名單
伏神模糊兩手全無是雙伏。此為將汗人當趨大凡無病要洪
盛。若見虛微不相應沉微浮散正氣虛薑附參芪用須知浮而
緊在表寒多沉緊腹痛將奈何。浮而數在表兼其沉數狂妄言
差沉汗下々後脈須微邪氣已退正氣回若還愈燥加急疾陰

陽交病莫能醫（表裏俱病也）死症之脉須常淺解索魚翔并彈石蝦遊屋漏與離經肘日之間命危終（解索動數而隨亂散氣之虞以後者也彈石辟辟急也）虛證寒堅極于內亦有脉沉細疾者熱極於內亦有脉遲者

論傷寒治法

傷寒症療不可拘日數要施汗下蓋病之表裏虛實不同邪之傳變亦異或入於陽或入于陰非但始太陽終厥陰也有自太陽始日傳一經六日傳至厥陰邪氣衰而不傳者有不罷而再傳者有即傳者有間經而傳者（間者言病一經間經而傳也）有傳二三經而止者有始終只在一經者有越經而傳者（不循經而亂傳也）有初入太陽不沉鬱

瘥便入少陰而成陰症者曰直中陰經而成陰症有症變者曰
脈變者曰取症不取脈者曰取脈不取症者全在活法屈往云
交脈取症交症取脈見太陽症宜直攻太陽見少陰症宜直攻少
陰逆　中者和解之直中陰經者溫補之且一經之症有用寒
熱之藥不同如少陰用白虎湯四逆散之寒者又用四逆湯真
武湯之熱者蓋以寒藥治少陰乃傳經熱邪先熱後寒也以熱
藥治少陰乃直中寒邪始病便寒也太陰厥陰傳莫不皆然而又分
其輕重緩急久病新瘥老少虛實女婦之胎產經事之來止則
草熱寒涼投之各處病又異遞字

論少陰直經症

切脈沉發熱，似無頭疼，故名少陰。但少陰病當無熱，今反熱何也？乃寒邪未離於表，皮膚閉鬱，表陽熱，裡無熱也。用麻附細辛湯一發表間之汗，一温少陰之經。如寒邪在裏，外必無熱，定見吐利厥逆，而為寒症矣。陰症須要細察，如頭不疼，不可輕易發汗。

少陰厥陰辨

少陰之身熱而無頭疼，是邪未離於表也。厥陰有頭疼而無身熱，脈絡係於巔頂也。口不渴，喜熱飲，知裏寒也；口有渴，喜冷飲，知裏熱也。以表較裡，正於此均見。仲景曰：裏實表熱，脈沉遲而

裡無表寒脈必滑也

傷寒症名賦

欲治傷寒，先須識症（識症）。症名慶方，必當太陽之傷營衛之分（寒傷榮，風傷衛，傷榮宜發汗，傷衛宜實表）；陽明之在經在腑之病（在經宜解肌，在腑宜攻下）；少陰但主于中，故曰膽為陽淨（在半表半裡，忌汗吐下）；至三陰之傳經直中之分（傳經者脈沉數而煩熱，直中者脈沉細而清涼）。當汗而下為結胸痞滿（陽症下早為結胸，陰症下早為痞滿）；當下而汗為厥竭亡陽（陰症誤發汗動經血，有厥竭亡陽之變）。腸垢鶩溏，須辨協寒協熱（協寒為鶩溏，協熱為腸垢）；瘀熱蓄血，須辨發黃發狂（瘀熱則發黃而小便難，蓄血則發狂而小便利）。癮疹斑爛，發於溫熱而有二毒（溫病熱病皆生斑疹）；筋惕肉瞤，起於汗下兩傷（汗下太過則肌惕肉瞤）。風溫則喘息

多眠而身重難渴濕溫則妄言譫息而兩脛逆冷風濕則支節
疼而額汗流中濕則肌膚黃而小便難濕溫病發於春時熱病
生夏時傷寒則面赤而狂躁陰毒則唇青而厥逆坐泥水而漱
水不下咽者乃陰極發躁面帶赤而身熱足冷為虛陽伏陰發
汗戰汗而身涼喜水火之既濟合病併病而下利便不止之互
侵實則譫語虛則鄭聲水氣停蓄者或嘔或噦飲水過多致為嘔噦火邪奪
故者或狂或驚用火逼汗發為驚狂蛔厥狐惑總名蟲症之辨身冷而心慌者謂之蚘厥聲啞而唇瘡者謂之
狐惑剛痙柔痙並為風病之名發濕家汗則成陰陽二痙霍亂乃是濕相搏之熱
是邪正交爭喘咳者水停心下所致吐衄者熱迫血而妄行單

伏雙伏此亦怪症乃否極泰來之兆（一手無脈謂之單伏兩手無脈謂之雙伏此蓋否正行也）陰易陽易皆爲危症犯男女交媾之情愚定喘嗽分發表自愈惡無常滿攻裡必安恐逆大凶定疾動搏更曰怔忡遺傷分退於合病百合本百脈一宗懊憹因心中之鬱悶奔豚自臍下之攻衝臍痛引陰名曰臟結（舌上白胎下痢而厥痛引陰者不治）厥利及食歸曰除中（厥而利當不能食今反能食名曰除中必死不治）痙痓分手足抽搐此屬風病情聲分於面熱紅因汗未透勞食再復緣新瘥之犯禁過經不解與溫瘧之相同予求畧條其要學者自宜交通

六經綱領

傷寒爲病反覆變遷所謂傷寒者自霜降後以春分前感嚴寒之氣而卽病者是也變遷者言六經傳變不一也太陽病則頭痛發熱項強腰疼也頭背疼痛也之太陽膀胱經其脈起于目內眥從頭下至腰項連風府行身之背終于足小指至陰穴也　經曰尺寸脈俱浮太陽受病也初起發熱自汗出惡風脈浮而緩者名曰傷風用桂枝湯

或已發熱未發熱惡寒無汗嘔逆身疼脈陰陽俱緊者名曰傷寒宜表之之用麻黃湯

不可輒下下表邪虛乘內陷傳變不可勝數又不可利小便利之

則引邪入裏，其害不淺。膀胱乃太陽之府，邪傳于府，煩渴而小便不利者，太陽之裏症也，五苓散利之。又文云必用桂枝，能令諸藥直達患所。

如渴而已汗，便屬陽明。太陽几几無汗，葛根湯主之。

凡已汗不可再發汗，汗多不須利小便，已汗不可用麻黃，無汗亦用可桂枝。若有一毫於疼惡寒，身熱不拘日數多少，便宜發散，自然熱退身涼，有何變症。

陽明病，則身熱於痛，鼻乾不眠。足陽明胃經，其脈起於鼻頞之，行於額，絡於目，循於面，行身之前，終於足也。

經曰尺寸脉俱長陽明受病也若自汗出不惡寒反惡熱發渴脉見長而洪在當表之但陽明表劑有二無汗柴葛解肌有汗而渴如神白虎如潮熱自汗譫語發渴揚手擲足發斑發狂亂惡熱便秘脉見長而沉數在其病在腑急下之辨症惡寒身熱目脹痛鼻乾不眠病在經絡也潮熱自汗譫語發渴不惡寒便實病在腑也

少陽病則耳聾脇痛寒熱嘔而口苦足少陽胆經其脉起于目銳眥上抵角絡耳中循胸脇行身之側也

經曰尺寸脉俱弦少陽受病凡戈文之小柴為少陽之要藥蓋

胆無出入不可汗吐下也凡頭角痛耳中聾與前後腫痛皆屬
少陽部分口苦者胆熱也脇下硬者少陽經也邪在表則寒在
裏則熱少陽居半表半裏故寒熱往來口苦而嘔
太陰腹滿而痛自利手足而溫咽乾津不到咽足太陰脾經自
脈起於足大指上行至腹絡胃中經於嗌連舌本行身之前也
經曰尺寸脈俱沉細太陰受病也所起無熱不渴小便清脈沉
細或腹滿痛或下利為此裏邪直中太陰經宜溫之只理中四
逆湯咽乾不渴腹滿自利此傳經熱病宜桂枝身目黃者茵陳
湯陽經傳熱大便燥者桂枝大黃不熱不渴形不疼怕寒腹痛

或作吐瀉小便清白不從直中理中溫之

以四五日發腹滿痛咽乾而手足溫小便赤而渴者此係經

之熱邪也桂枝芍藥湯如少陽之邪亦解仍以小柴主之

如太陽病下之早內陷腹痛者此誤下之邪傳於內桂枝大黃

湯身目黃小便短赤此屬濕熱茵陳蒿湯主本條

凡陽經傳來之邪終是陽明腑症皆不离和亦不可用桂只承

氣湯運用屈該之不若大柴穩當其用溫者中直陰經未入腑

耳　成註云太陰脈浮者邪在經也當汗之用桂枝湯

少陰口燥舌乾而渴足少陰腎經其脈起于足心上行貫脊循

喉嚨挾舌本散舌下注心中其脈直由經脈行身之前也

経曰尺寸脈俱沉少陰受病也　初起無熱惡寒脈沉不渴厥逆但踡臥腹中痛或瀉痢小利色白者宜溫之四逆湯[illegible]之一二日反發熱脈沉惡寒麻附細辛湯此少陰経者少陰病一二日四逆脈微者但欲寐口燥咽乾而渴小便不澁者此傳経之熱症也以小柴胡加石羔若譫語便實者急下之以承氣湯

熱病目了了，邪熱入腎，腎水已竭不能鑒物者用六一順氣湯

凡少陰喜熱飲，飲水而小便色白者下有虛寒引水自救非熱也宜溫之　戈文云少陰之寒溫皆在口燥舌乾而渴小便赤白上辨。

厥陰病煩滿舌拳囊縮（足厥陰肝經其脈起于足大指上環陰器，抵小腹循脇肋上口唇与督脈会於巔頂行身之側也）

經曰尺寸脈沉微緩者厥陰受病也原注脈微緩邪在經或易愈惟傳入裏則脈沉緊難治

厥陰之為病，一日便發小腹痛寒熱唇青厥冷囊縮口吐涎沫此真中寒症也急溫之。五六日變煩滿囊縮（芥叶湯）消渴手足冷陰縮溫此傳經之邪熱，熱深厥亦深凡四逆湯脈沉有力便祕澀下

之。脉滑而厥者裏有熱也白虎湯
先厥後熱者寒極生熱先熱後厥者陽氣內陷凡傷寒傳至厥
陰病勢極矣死生只在須臾不可不察
經言熱深厥亦深則舌卷囊縮陰寒極冷舌卷囊縮活文云其
法微矣如四肢厥冷多有熱症火氣亢極反兼水化但熱極厥
冷不若真寒症之冷過手肘膝也

三陰總要

至三陰皆傳經直中之不同治有可清可溫可下之殊然一病
發于陽不即解散以致熱邪傳裡經之陰或病發於熱邪轉傳

裡糞猶未結宜湯其熱渴用白虎湯竹葉石膏湯不渴或心下痞者宜黄連黄芩白芍枳殼麦冬瓜蔞以清之腹痛下利宜黄芩白芍甘草以和之如便膿血加滑石黄連佐以升麻乾葛如腹滿不可按宜下糞結宜下有燥糞協熱下宜下

内經曰三陽受病未入於腑可汗而已三陽受病已入於腑可下而已　難經曰傷寒直傷三陰之經未入於臟者可汗之

戈文云自利不渴爲太陰臟邪入而動其濕也桂枝芍藥湯誤倍者桂枝大黄湯

白利而渴者屬少陰當未消也黄連瀉心湯四逆散

並厥陰經邪入而消耗其水也則成消渴石羔湯

若初起頭不疼身不熱但惡寒脈沉遲無力者此乃直中陰經之

寒症也急溫之　戈文云中於太陰必中脘痛理中湯主之

中於少陰則當臍痛四逆湯主之中於厥陰則小腹至陰痛吳

茱萸湯主之居注云無邪內陷亦見痛者當臨症審察不可執

泥　靈樞云中於陰則溜于腑中于陽則溜于經入臟者急下

之脾胃論云三陰兼胃實不兩論下法為三陰無傳本須胃實

湯下也

一提金貫珠數傷寒四時治法

交霜降節至春分冬月發者爲正傷寒表症見者用麻大發汗
裏症見者承氣即攻下急下之者引熱氣從大腸而出庶津液
不致盡越于外耳誤下之未必爲大害誤汗之變不可言因其
熱自內達外也過時而發不在表也
交春分有頭疼發熱不惡寒而渴者為溫病
交夏至後有頭痛發熱不惡寒而渴者爲熱病比之溫病愈加
熱也。　至秋分有頭疼發熱惡不寒身体痛小便短者名濕病
　凡溫熱濕俱用辛涼之藥解肌裡症見者亦急攻下忌大發
汗。　春夏秋三時有患頭疼身熱若有惡寒者即是感冒脉

来甦而調匀能比正傷寒之重俱用辛涼之藥以發汗裏症見
者亦急攻下

陰陽應象曰春傷於風夏必飧泄夏傷於暑秋必痎瘧秋傷於
濕冬必咳嗽冬傷於寒春必病溫此言感附氣不必即發藏於
膚腠之間過期觸動而發也

凡傷寒傷風之邪循經而入以漸而深溫熱之邪自內而出摶
久而發故治法不同也

其四時有患頭疼發熱惡寒身体倦骨腿酸痛自汗出口微渴
脈虚大無力名曰勞力感寒症當用溫涼之劑調榮養胃湯外症見

兩脛逆冷或疼胸腹滿悶頭目痛壯熱妄言自汗倦怠惡寒傷寒自汗兩脛逆冷或疼自汗倦怠云夜此症切不可汗汗則令人不能言耳聾不知痛處身青面色變必死名曰重暍宜蒼朮白虎湯臟虛自利附子理中湯虛證桂枝芍藥湯加味

風濕　先傷濕而後傷風也病在少陽經中

外症見肢体腫痛不能轉側額上微汗惡寒不欲去衣大便難小便利此與傷寒異者有頭疼項強發熱脉緊之類亦與中濕異者反若大汗大便堅而小便利治法微解肌漐漐然而潤則風與濕皆去矣風雖去濕在反為害矣用羌沖活和不襲不渴朮附湯低

而渴用小柴

温毒　冬月感寒毒異氣至春始發也寸脉洪數尺脉实大病在少陽〻明經中外症見發斑心下煩悶嘔吐咳嗽後必不利傷寒之脉入近浮緊此症則陰陽俱浮蘇蓋以冬月感寒異氣至春又感温熱鬱蒸故有是脉耳或葛根橘皮湯玄參升麻湯

温病　冬時感寒毒異氣至春始發三月至前也經曰温病之脉行在諸經不知其何經之動也各隨其經之所在而取也

外症發咳嗽頭疼口燥發渴但不惡寒與冬月正傷寒爲異耳

熱病　脉洪熱病即是經發於夏月今與傷寒同蓋寒傷形熱傷氣所以脉盛也並傷乃經中

外症發頭疼体痛不惡寒而惡熱用羌活中和湯

夏至後謂之晚發治以六神湯　龐安常曰即用麻黄桂枝須加石膏知母升麻等涼劑庶免斑黄之變　屈註云熱病與溫（夏應熱而反大凉秋應凉而反大熱冬應寒而反大溫）病治法同

時行　即天行疫癘　仲景曰春應溫而反大寒此非其時而有其氣長幼之病多相似者乃時行之氣也　屈註云忌攻發表

和解養正氣

陶尚文曰疫氣中人多發於春夏之間沿門合境皆相似者其輕重不同隨性而受之重者雖神聖之功終莫能療切不可執傷寒正法而大汗大下也但當從乎中治而用少陽陽明二經之藥小柴胡湯葛根湯君而未認端的先將敗毒散試之診其所中經絡隨經施治即以二方加減調攝殊爲切當

溫瘧　四時不和之氣也或未有陣氣不服水土者先寒後熱小柴加桂有先熱後寒小柴胡湯　語文云多熱但熱而骨節疼者白虎湯　原注云不寒者邪氣內藏于心多寒但寒者柴胡

姜桂湯○

其症煩躁肘嘔小便亦澁間日發作原註云不可大汗大下也

劉云在陰經則不及三陰經總謂之溫瘧治法如前

時毒　即大頭症此病紅腫先起鼻額及目與耳或至頭腦後項

下如經積不散者膿也宜普濟消毒飲引至毒所加角刺　原

註云有邪毒入裡而逆冷逆冷則死矣

凡傷寒發病後忽發浮腫或著唇面頸項手足痛者為實邪不

痛者為虛邪赤腫者為經絡不赤腫者為留氣服連翹敗毒散

外用芒硝赤小豆青黛為末鷄子清調敷　瘥後餘毒亦服連

翹敗毒散

陽毒　則面赤而斑狂所感邪毒深重熱毒散漫內外無倡六脈洪大、或誤服湯劑邪毒乘虛而入變成陽毒外症舌卷焦黑鼻中如烟煤身面錦斑咽痛身重吐出膿血煩悶不安甚則狂言趕走登高而歌用陽毒升麻湯、加青黛若熾毒更甚、則神昏口噤咬牙藥不可下者用水漬法、候喉稍寬狂亂稍定宣三黃石膏湯　仲景云陽毒發狂多乾嘔

陰毒　則唇青而厥逆所感寒毒渾重或吐下後、變成陰毒六脈微沉附骨取之方可按之即無或息八、至以上或不可數

外症唇青面黑指甲青腹中絞痛悶不利用甘草湯毒氣入咽氣不得息驟汗嘔吐下利身如被杖四肢厥冷面如刀割戰慄在皆寒邪中裏使然用附子湯真武湯

仲景云陽毒陰毒之病五日可治至七八日不可治矣

活文云陰毒甚陽暴絕爲陰毒陽甚陰暴絕爲陽毒大凡陰陽離絕能用大汗不能復其正氣也

又四症類傷寒辨論活文云以下四症俱有不汗

痰症　中脘有痰其人憎寒壯熱惡風自汗胸膈痞滿氣上衝咽不得息但頭不疼項不強爲異耳用二陳湯柴胡半夏湯金沸

艸散三方參用　局註云有疫癘而不咳痰不出者不須金沸草散旋覆花　前胡　荆芥　赤苓　甘艸各　細辛

食積　惡食噯氣由胃中伏痰因食不消發熱似傷寒其人嘔吐食在上焦宜吐也如心腹脹滿宜消痛宜下但身不疼氣口脈緊甚為異耳以平胃散人柴胡加減參用

仲景云其嘔惡吞酸或氣口脈緊盛而他脈數

虛煩　煩熱痼虛與傷寒相似內外皆不可攻局註云表虛不可汗裏虛不可下攻之則損反多死者宜竹葉石膏湯調治更有虛煩驚悸痰盛隊渴加吐者梔子豆豉湯

婦人挾血崖煩。四物湯加減或汗下後虛弱煩獨參湯溫胆湯但脈不緊身不疼而不痛為異耳或氣口大而虛

脚氣

多同他〻云風寒暑濕蒸於足遂患脚氣始〻不覺蓋因他病乃知其人所疼身體腹節痛大便秘或嘔吐氣逆為不善治〻死在旦夕　若或氣入心則小腹頑痺不仁但初起時始於脚屈弱不能移動為異耳如感于寒中三陽所患必冷宜小續命加生石羔於暑中三陰所患必熱宜小續命去桂附一本脚氣論云有煩躁者紫雪方最良有脚腫者木瓜散檳榔散有大便秘者脾約丸　居註云最善補劑沐洗

凡御氣攻之攻胸脇嘔吐不止喘急擡肩自汗淋漓不寧作勢脈短促者死入心則昏恍惚謬妄眠卧不安小腹痺脹右寸乍大乍小乍有乍無者死入腎則腰腳皆腫小便不通呻吟額黑氣衝胸滿左足冷者死若見症雖危脈微者絶宜分虛實救之虛者四物湯加黃柏以附子末津調塗湧泉穴若氣實者用五子五皮散苓末仁散或用檳榔末三錢童便調下治上氣喘促初起有表邪者疎散之小青龍湯加檳榔實者五子五皮散或用蘇葉桑皮前胡杏仁生薑若已經分利攻瀉致不得眠及上氣喘促者屬虛八味湯大劑冷服脾胃虛者參朮補之初起代

胃嘔逆之除平胃湯加木瓜小便不通胃苓五苓加木瓜虛者
八味丸加車前牛膝

兩感　乃表裡陰陽一臟一腑同病榮衛不行五臟不通必死之症也

然虛而感之深者必死實而感之淺猶或可治宜用九羌活
治之

仲景曰一日太陽與少陰俱病頭疼惡寒太陽邪盛於表也二
日陽明與太陰俱病身熱譫語陽明邪盛於表也不欲食而腹
滿太陰邪盛於裡也三日少陽與厥陰俱病耳聾寒熱嘔而口
苦少陽邪盛於表也煩滿囊縮厥陰邪寒于裏也三陽頭疼身

兼耳聾脇痛惡寒而嘔邪在表者可汗不可下三陰腹滿乾嘔口渴囊縮譫語便實邪在裏者可下不可汗然而表裏不可並攻陰陽難同一治總之兩感傷寒先以救裏為主兩感之熱先以解表為主此治兩感之大法也

合病

乃二陽經或三陽經同受病病之謂者也

如太陽與陽明合病則脉浮而長也　外症見發熱頭疼腰痛目眶痛鼻乾不眠也

如太陽與少陽合病則脉浮而弦也　外症見發熱頭疼腰痛胸脇滿耳聾口苦往來寒熱也

如三陽同受病則頭痛目痛鼻乾耳聾腰脇痛等病俱合為一

也。仲景曰三陽爲病目合則汗。如人參白虎三陽經藥也麻黃湯神术湯太陽經藥也葛根湯白虎湯陽明經藥也小柴少陽經藥也

三陽無表病者皆可下三陽合互相合病皆自下痢活人書云譫語遺溺若三陽與三陰合病兩即兩感症所以三陰無合併例也

併病　乃一陽經先病未盡又過一經病之傳者也

太陽初病發其汗〻出不徹屬陽明續自微汗出不惡寒者是也所謂太陽〻明併病若併而未盡是傳猶未過尚有表症

又曰太陽症未罷面色紅煩躁短氣是也猶當汗之麻黃桂枝各半湯若併之已盡則是傳過 仲文曰太陽症罷潮熱手足汗出便硬譫語是也當承氣湯下之

併之云者兩經合病一陽氣盛一陽氣衰歸併一經言其傳變如此耳 又云太陽與少陽併病不可發汗陽明與少陽亦有併病不可發汗

過經不解 傷寒十三日不解謂之過經若寸尺脈俱伏者大危也用小柴大柴參胡溫膽四逆散看症虛實施治

痙病 太陽中風重感於寒無汗惡寒為剛痙重感於濕有汗不

惡寒為柔痓並為風病々名俱身熱足冷頸項強急惡寒頭面赤目脈赤獨搖頭卒口噤背反張手足攣搐皆痓病也濕家發汗亦成痓　新產觸風亦成痓

通用如聖散　陽症多脈緊仰臥開目　陰症多脈細合臥閉目其口噤咬牙臥不著席者大承氣下之　靈樞云熱而痓者死

產後中風痓脈忌沉弦遲或緊或散數皆死其所宜用羚羊角散參獨赤防歸麻桂羊角當續命十全知大忌攻虛作防風書也治

屈驗痓脈雜平不治者多小兒犯此不能言者亦不治

瘈瘲　瘈則急而縮瘲則緩而中大率多風病危症矣又有四肢絷絷動而不正似瘈瘲而無搐搦者此肝絶也死不治之症其脉不因汗下而生當平降肝火佐以和血氣之藥如羌活防風柴胡白芍天麻之類　庄注云此脉雖平不治之症矣

噤口　靈樞云寒氣于胃厭則厭不能發卒然無音

庄注云傷寒皆變聲

經曰諸噤鼓慄如喪神守皆屬於火劉守真曰裡熱已甚而牙強口噤又曰大熱極甚筋骨勁急而口噤耳　丹溪曰噤口病在胃中有熱也　活文云傷寒熱甚口噤咬牙用水漬法

仲景曰六七日手足脉三部皆至。大煩而口噤不能言其人躁擾者必欲解也　醫方考云：風邪入心脾則舌挺實陽明則噤口　痓痙口噤在本條爲不治

原註云或卒噤能言者可治一口噤熱痙過症宜清解二口噤痙症承氣湯三口噤風温症小紫胡湯

音瘂　能噤口也病人不能言即語愔愔一二声者是靈樞云邪入于陰也搏而爲瘖　脉経云病人不能語者不治惟熱病脉和者可治熱病瘖瘂不言三四日汗不出者死

少陰咽中生瘡苦酒鷄子湯　下熱傷肺金者清金降火湯也

如風邪入肺不通表散　舌妄胎刺舌強者死

苦酒湯　苦酒者即醋將半夏雞子同入殼內火燉二沸去渣噙嚥

中濕　一身盡痛身目黃發熱小便不利大便反快宜五苓加茵陳　病在太陽經

中熱　即中暍　附中暑　動而得之為中熱靜而得之為中暑中暑中陰經中熱中陽經陽暑可清熱陰暑可散寒脈盛壯熱謂之中暍脈虛身寒謂之中暑中熱人參白虎湯中暑治以辛溫之劑解表散寒五積散外傷重者用朴柴葛藿杏羌內傷生冷者干

姜砂仁神曲之類

此二症凡手足冷者切不可飲冷水脈雖虛小切不可投熱藥

古者大元之際治以清暑益氣為主如小柴白虎黃連香薷之

類　傷寒則惡寒而脈浮緊傷暑則惡熱而脈微虛

東垣曰若日中勞役得之名曰中熱宜白虎其病必苦頭痛惡

熱煩躁熱捫之肌膚大熱大渴汗大泄無氣以動乃為天熱外

傷肺氣　避暑熱於大廈得之名曰中暑其病亦必頭痛惡

寒身形拘急肢節痛而煩心肌膚大熱無汗為房室陰寒之氣

所遏

霍亂　上吐下利揮霍撩亂也因邪氣飲食所傷邪在上焦則吐在下焦則泄中焦既吐且利俱用正氣散加半夏治之如吐利不止者理中湯

如上下不通腹痛甚而眩疼發熱者桂枝大黃湯亦為乾霍亂死者極多因邪熱不得出作傷膈絕宜先用吐法

原註云六和湯為總大黃為當

六經變症

發熱　翕翕發熱爲表熱蒸蒸發熱爲裏熱如表熱未已邪熱傳裏之表未作實則表裏俱熱口渴脉洪數宜和解白虎湯

發熱煩渴表未解也　如表症除反怕熱煩渴譫語脈沉數有力此傷邪入裡也便實急下之

太陽發熱則惡寒慄陽明發熱則自汗少陽發熱則乾嘔三陰無表熱惟少陰有表熱之症但脈沉足冷為異如熱不止脈陰陽俱虛汗後復發熱脈躁疾下痢皆死症也

虛證之熱重病耳未必盡死也

頭痛　邪氣外來經絡上攻于頭太陽爲主也陽明少陰雖有之不若太陽爲主也厥陰亦有頭痛不若太陽者主也無頭痛者不可發汗

項強　太陽感受風寒則經脈不利而項爲之急頸爲之強表證也必發汗而解無汗惡風爲表虛可解肌無汗惡寒爲表實可發汗

身体痛　太陽表症也（原注云遍身痛是風寒重）有濕經發汗不用無汗用麻黄有汗用桂枝無熱身疼宜温中濕則一身盡痛不能轉側宜[illegible]命小便不利先五苓散利之朮附湯　陰毒俱三重痛如被杖四肢厥嘔吐脈沉遲指甲青治法本條

惡寒　風寒客於榮衛表症也能寒熱　云寒雖身大熱不待風而

謂惡也　經曰發熱惡寒發于表陽也無熱惡寒發于裡陰也

成注云寒邪在表則惡寒不惡寒則知在裏矣

經曰陽微則惡寒　仲景曰無陽惡寒不可發汗

少陰病惡寒而踡四逆脈不至者死

背惡寒　背為陽腹為陰背惡寒口中燥陽氣偏也屬陽明白虎

湯口中和陰氣盛也屬少陰附子

頭眩　上虛則眩因汗吐下而虛之所致少陽口苦咽乾目眩邪

居半表半裡時時目眩也宜小柴　成注云陽明中風風主動

故亦眩也

往來寒熱　邪居表則寒多邪居裏多則熱多邪在半表半裏則寒熱相半作來作往而間作也只小柴是病少陽居多戈文云內熱而耳不聾者屬陽明宜大柴大便利者不宜太陽八九日有如瘧狀日或三度脈浮便清者自愈不浮者未愈學明熱故陽

如婦人中風七八日續得寒熱是瘧經水適來適斷為熱入血室自有本條

戰慄　戰者身戰慄者心慄有內外之分邪氣外與正氣爭為戰內與正氣爭為慄也屬云危者極多戰則正氣勝為汗而解慄但泛搖

鼓領正氣怯弱或寒逆也有云宜四逆湯戰而無汗者難治即

但中有汗亦為解矣慄則邪勝正氣故為重也

活文云戰慄有四證傷寒六七日欲解時必發戰而汗而解

如柴胡證悞下而戰柴胡證尚在仍用小柴發熱汗出而解

傷經伏熱在內而戰　原注云用涼膈黃連石膏湯汗出而解

傷至厥後寒熱作而大汗解

或產後傷寒或汗下內虛元神失守皆當戰慄而少下汗如脈

不靜再發身熱不退者死

原注云有發戰一週時而歇脈復大而不亂

潮熱　日晡而作如潮信也指邪未入胃府（可下，如邪未入府）猶帶表症未可下也宜
小柴若熱不除内實燥渴少用大柴甚則用承氣湯
無汗　陽氣有餘身熱無汗陰氣有餘身汗多寒
三陰與少陽俱無汗惟陰毒上手背有冷汗宜四逆湯
表症當汗無汗用麻黄二三劑發不出者死
自汗　病自汗出邪干於衛衛不和也桂枝湯　若汗出不惡風
寒者此表已解裡未和也　從日汗出而不愈者知熱在裏
也便堅宜下和解爲是　自汗而渴便利忌五苓
自汗便發忌桂枝　大陽汗過多遂汗漏不止爲亡陽　又曰偏

風宜朮附，陽汗多胃汁乾，便實宜下。三）汗多煩渴脈大白虎湯。仲景云：陽明則潮熱自汗而發渴，傷風則惡風自汗，傷濕則身重自汗，風濕則劇脈自汗，濕溫則妄言自汗，中暍則煩渴自汗，柔痓則搐搦自汗，倦虛勞力則身倦自汗。亦有表裡虛實，下者虛者溫補芪建中，實者下行。原證云：病重者必得大汗。

頭汗

邪傳諸陽，陰不得越，但頭有汗，齊頸而還，邪在半表半裏，只小柴。頭汗而惡寒者小柴加桂。表實裡虛，故頭汗不可下。腳滿便堅為裡實，或蜜導或膽導。表虛不可下，內汗不可汗，寒熱往來者

禁胡症　經曰：發汗不得再發汗，汗多不得利小便，如小便不利，口大渴，飲水甚者，此為蓄熱在裡，必發黃疸，宜用梔梔子茵陳湯。大便閉者，加將軍。小便利，大便黑者，為蓄血症。如小便難，大便利，有發汗而喘者，為陽脫也。或吐下後發汗，小便不利者，為關格死。元氣下脫，發汗如珠不流者死。柔汗發黃者死。衄血發汗不至足者死。如表邪傳裏，表裡未解，蒸蒸內熱者，發汗而不者，宜和解清火。

手足汗　太陽之邪傳入陽明之腑，則手足汗出，為熱聚於胃，是

津勞達於四肢者大便硬及譫語者宜下之挾虛而水穀不化者宜溫理中湯主之

盜汗　睡中出醒則止邪在半表半裡膽熱也只小柴胡症陰症虛宜當歸六黃湯不在治例　又曰睡則衛氣行裡陽不緻密津液得泄而出也

煩熱　煩為形吐不吐抑鬱不舒之貌謂煩而無時歇也宜竹葉石膏湯

微煩　心熱則煩之擾亂意煩而微猶在表宜表說未經下而煩太陽經之熱宜和解如大汗後身無微煩或吐下後邪氣未盡

而入煩者爲虛煩也太攻其去則宜梔子豆豉湯合小柴

少陰病心煩者黄連阿膠湯　先煩者後悸爲實先悸後煩爲

虛煩不當厥煩而四肢厥冷此陽氣已絶即臟厥也不治自有條

煩躁　熱也煩爲陽外不安火入肺也躁爲陰内不安火入腎也

煩爲熱輕躁爲熱重邪在表而煩躁者宜仲和邪在裡而煩躁

者宜承氣　庶注云元氣虛者蜜導之　有火故取汗而煩躁

者小柴加牡蠣　邪在半表半裡而煩躁用雙解

陽明病煩躁胃中有燥屎患下之

若大病熱大渴錯語脈數而躁者黄連解毒合竹葉湯

裏証之便秘者○大柴胡湯○　下後復汗晝劇夜靜脈沉身溫此
陽虛煩躁也姜附四逆湯　或汗後復下病仍不退茯苓四逆
湯　又有不煩而燥内爲陰盛格陽脉沉足冷宜生脉四逆心
中傳而燥煩小建中湯
少陰病吐利煩躁四逆者死五六日自利復煩躁不得者卧死
其結胸煩躁悉具及吐利四逆並煩躁下利厥逆煩躁惡踡卧
脉不出而煩躁皆不治也
懊憹　煩惱也比之煩尤甚因陽明無汗熱邪蘊于内而不得
發越者有表症誤下致胃空虛陽邪内陷于心胸之間重則爲

結胸更重所為短氣因一誤下此則陽氣未至傷陷也飽脹發汗者亦皆邪熱鬱於心胸也梔豉湯吐之不利者必發黄宜調胃承氣下之

胸脇滿悶　膈間氣塞滿悶也脇下脹滿者爲脇滿也蓋表邪傳裡必先胸以至心腹入胃是以胸滿多帶表症宜微汗惟脇滿則半表半裡也

結胸　經下後按之方痛爲不結胸心下滿而痛爲輕結胸心下滿而痛者爲實在內宜小陷胸湯（身無熱口不渴者寒結胸三物湯）手足不可近燥硬者爲大結胸宜大陷胸湯枳實理中湯怔忡發汗爲水結胸茯苓半夏

湯嗽喘發渴胃脅滿痛咽中濃〻有 素為疫結胸〻條湯消〻

経日結胸症脈大者不可下〻之則死 若煩躁症悉具者亦

必死 四肢逆冷上吐下利煩躁不得臥者死 若未在下心雖滿

悶尚為在表 只小柴加枳売桔梗不效合小陷胸

一切結胸先理其氣宜枳桔寬〻 太陽當汗誤下而成乃屬

邪留滯必待表症罷而後可下 只小柴加枳実

支結 表未解心下悶曰支結 柴胡桂枝湯 惡寒汗出痞滿者附

子瀉心湯 熱甚而痞者大黃〻連瀉心湯 滿而不痛小柴加枳

桔 胸痞而利不止者禹餘粮湯 汗下後心下痞濇氣不條舒

邪也旋覆代赭湯　病脇下素有痞氣連臍傍痛引小腹陰筋
者死

咳　肺氣衝逆有声而嗽也有肺寒而停痰有邪在半表半裡之
不同有咳者入肺咳而多痰為痰者之症　原註云即痰症類
傷寒吐不出者傷肝好咳而渴痰吐者生喉中漉漉有声濁痰
漸積不止者死

喘滿　喘而微邪在表也自滿則喘甚矣邪在裡也邪在表無汗
當汗之　自汗不能臥腹滿大便鞕當下之　原註云雖便秘宜用導法不可
汪然視之
在表則惡寒不惡寒則知邪在裡矣　自汗而喘邪外表也由喘而汗

裡熱氣逆所致　飲水多而水停心下多喘用小青龍去麻加杏　小便不利喘滿煩渴用五苓

若誤下之利不止喘汗脉促葛根芩連湯　身無大熱杏仁甘草石羔湯　下後大喘裡氣大虛下後微喘裏氣上逆

陰症厥逆脉細四物加杏仁五味

喘促脉復而厥者凶吉症　汗出如油直視譫語喘不休者俱不治　息高者死　原注云喘症大率多危下後喘者不治表症喘者可治病入久發喘者死

氣逆　氣自腹中時逆上冲也因太陽病下之早表邪乘虛傳裡

々不受邪則氣逆上行邪在表也厥陰證熱上沖此熱在裏也病勢々若緩惟因虛羸少氣々逆上沖欲吐者竹葉石羔湯動氣々上逆者治見本條

短氣　呼吸不接續也大抵心腹脹滿而短氣邪在表為虛宜和解心腹脹滿而短氣邪在裏為實便堅宜下水停心下而短氣者茯苓半夏湯風濕相搏汗出短氣惡風小便不利邪在表也甘草附子湯　虛往神氣旺脈亦不怪語言氣短屢見其欲或手足和緩脈息有神々本氣靜無大汗方可診視施治不可忽也

渴　胃有熱也津液爲熱所耗故發渴　仲云邪在血分不欲飲也　傷寒初傳三陽在經不渴入腑則易渴　成注云太陽脉浮而渴小青龍去半加栝蔞如陽明脉微洪無汗而渴宜葛根解肌如邪入膀胱煩渴而小便不利者宜苓五又有惡熱自汗而渴人參白虎便硬者急下如內無寔熱症外驗未可遽下只宜白虎合小柴去半反陽明多汗而渴切戒五苓　太陽無汗而有汗最忌白虎及傳三陰熱氣漸深則渴　太陰腹滿不渴少陰口燥舌乾而渴　厥陰熱極消渴　當分六經以治之太陽頭痛與直中陰經寒症則無渴耳

凡先嘔後渴爲欲解當與和解法先渴後嘔爲停水宜赤茯苓湯

消渴病小便色白者禁用涼藥

嘔吐

声物俱出曰嘔無声有物曰吐總因表邪將傳裡之氣上逆水穀不下　有胃熱者脈弦數口苦煩渴　有胃寒者脈弦遲逆冷便利　有膿血奔逆上冲此不必治膿盡則愈

經曰嘔多雖有陽明症切不可攻之之爲逆熱滿於胃也竹葉湯若渴而嘔者內熱也屬太陽嘔屬陽明噦屬少陽有胃寒有胃熱然而胃熱者多　脈係白無傷則厥無傷則嘔

原註云凡胃熱嘔吐不止用小柴胡加竹茹干葛黃連山梔石

蒸度　皮姜汁、

乾嘔　無物有声也有邪氣壅遏不通而嘔有汗下胃虛而嘔者

經府和解重服溫攻　干嘔者黄連解毒湯

少陰利不止厥逆裡寒外熱脈微欲絶乾嘔而煩者白通湯

呃逆　因熱邪入胃者活人云乃火邪奔廹上行胃氣冲逆也、、

柴胡加橘皮竹茹有胃熱失下者承氣湯有痰飲者茯苓半夏

湯或五苓散有瘀血壅塞者桃仁承氣經例犀角地黄加桃仁

有久病胃虛冷者橘皮乾姜湯有凉藥過多者丁附理中加吳

萸木香姜汁皆胃氣冲逆胸膈間而呃耳

若初起便呃是真中真寒者內胃受寒真陰寒呃也必六脉無力手足厥冷外用乳香硫黃法去硝黃　易老云便硬用承氣便軟用瀉心　孫云呃逆症視其前後何部不利利之云仲云噦家若不屎則六萬矣呃逆上氣其脉散者死如見自汗譫語腹滿微喘皆死症也　傷寒呃逆久痢呃逆久病呃逆產後呃逆皆惡症也　戴云熱呃傷寒者多有之雜病寒者多半反生姜湯　丘注云胃火上沖呃逆隨口應者易治呃自臍下起者是陰火上沖難治

呃逆方

黃連　黃柏　白芍　人參　陳皮　竹茹

四逆症，即厥邪在表，則手足寒；在表裡間，則手足溫；傳入少陰，則有四逆之症矣。　仲云：陰竭則生蹤，極難極則發厥，陰陽氣不相順接，故手足逆冷也。如自熱至溫，由溫至厥，乃傳經之熱邪。熱深厥亦深也，宜承氣湯；熱微厥亦微，宜四逆散。厥僅手足冷，其病為輕；逆則四肢俱冷，其病為重。

陽厥　便實，脈伏而滑，名曰陽厥。渴而竹茹，重則大柴之類。河間曰：陽厥極深，陰陽將盡，若急下之，殘陽暴絕而立死，不下亦死。此當大亢之際，宜用涼膈，或解毒湯養陰退陽，則脈微生，復漸復。

黃連解毒湯　黃連　山梔　黃芩　黃柏　並治積熱勞嗽瀉痢亦宜

陰厥　初起便厥ニ便自利嘿ヽ而嗜ヽ獨陰無陽也脉微而遲名曰陰厥脉不至者生脉四逆湯　吐利厥冷吳茱萸湯若兩脉不見者只以外見之症論寒熱也ニ厥須看指甲陽厥指甲微溫熱脉必有力陰厥指甲青而脉必無力俱四逆厥者不可下ニ虛痞冷然脉在下而反汗之必口瘡爛赤

凡先熱後厥者伏於內先厥後熱者陰退陽回

臟厥　若七八日脉微而厥膚冷其人躁無附暫安者為臟厥不治蓋煩不當厥ヽ煩而四肢厥冷其人陽氣已絶何能不斃

衄血　鼻中出血也襍病為熱在裡傷寒為熱在表蓋因經絡熱

甚廹血妄行。又審點滴不流者，邪在表也；成流者，邪自解也。宜芩連湯。陽明症目瞑，漱水不於下咽，是衄症也。徑曰：衄家不可汗，汗則脈緊，目直視，不能眠。若誤汗不止，足冷死。奪血者無汗，奪汗者無血。

吐血

太陽受熱，當汗失汗，熱毒深入，積血於內，故吐血也。黃連解毒湯、犀角地黃；便實，桃仁承氣。少陰症惡寒身蜷，脈沉誤不疼，誤發其汗，使血從耳目口鼻中出者，此上厥下竭也，名曰陰血，不治。凡失血身涼，脈小靜者吉；身熱脈大者為難，大而和者緩，不可治。原注云：外感吐血，不可以血藥止滯，宜用柴

葛解肌合凉膈散

蓄血　因失汗作熱邪傳裏留於下焦小腹硬痛小水自利大便黑或發黄蓄血下焦其人如狂蓄血於上其人多忘脉沉實有力宜桃仁承氣　仲云太陽病身黄脉沉結小腹硬小便不利者為無血也小便自利者血證諦也抵當湯

下血不止黄連地榆或三黄補血湯

熱入血室　衝脉謂之血室男女均有之男因邪入陽明乃為下血讝語婦人寒熱經水適來適斷血室空虚邪乃隨經而入則患讝語胸滿狂叫如見鬼祟也只以小柴胡加丹皮生地當歸紅

花戟黃連湯不止加烏梅丸榆樓便唇

屋注云熱邪入裡熱毒深入亦下血亦有出有言

漱水不欲嚥　欲飲漱乃熱在經不欲咽是裏無熱

藏云太凡血皆不飲

陽明氣血居多熱則迫血妄行多致衄如外無寒熱不欲咽必

發狂發斑因失汗下熱毒蘊於胃中而發也蓋熱則傷血血熱不

散裡々實表虛乘々而出或陽症誤投熱藥皆成斑點經如麻

子重如錦紋與蚊迹相似斑即先紅後赤蚊迹先赤後黃

仲景云用升麻葛根湯　大抵神昏脉大慎不可發汗宜解胃

熱毒消斑青黛湯黃連解毒湯化斑湯犀角玄參湯人便閉大

柴胡選用　凡汗下後不解身溫足冷神昏耳聾脈大或有不大煩悶嘔吐咽痛便是發斑之症

溫毒發斑冬是觸冒寒毒異氣至春始發或咳或嘔葛根橘皮湯○時氣發斑天行疫癘感之則嘔逆咳嗽煩悶升麻葛楊根

陽毒發斑其人面赤咽痛狂言下痢斑出如錦紋陽毒升麻湯加大青　凡斑未出時切不可便投寒涼之藥又不可發汗攻下○以虛其表裡斑赤為胃熱斑黑為胃爛赤斑五死一生○黑斑十死一生

大抵身溫足煖脈數大者為順身涼脈微細者脈為逆也

原注云未見斑前加荆芥燥血苛藥已見斑後宜以滑潤苦品

發斑足冷者不治斑未透而脉絕者不治

發黃　傷寒之邪熱勢已極積聚于中則濕熱交併于脾土而小便不利故熱瘀於身中而發黃茵陳湯合五苓主之

黃症雖多端不脫濕熱兩字濕氣勝如薰黃而晦熱氣勝如橘黃而明其小便利而大便黑有所汗者為蓄血症治有本條在

樞云身痛而黃者濕在表不痛而黃者濕在裏乾燥者燥勝也

雜病陰症發黃宜温之理中湯

脉經云凡發黃症寸口近掌無脉口鼻冷皆不治之痛

原注云凡發黃而佔胸呃逆者死

發狂　陽盛陰虛熱併於心精神昏亂棄衣而走登高而歌罵詈呌喊目赤唇焦此陽明蘊熱為陽毒發狂也速下和解

原注便秘者三黃石膏湯便硬者承氣下之成云熱氣散漫不為實者汗出而愈用柴胡葛湯　若下後原無頭疼等症便作躁悶欲坐於泥水欲避于涼處青唇月舌雖飲不能入四肢逆冷為陰極發躁與陰盛格陽同例四逆湯用藥之寒熱須辨於初起　狂而無發斑玄參升麻湯

蓄血下焦其人如狂自有本條

火熾汗多亡陽譫臥不安而狂者此陽氣散也不可下宜小柴胡加龍骨牡蠣以救逆三乙或四逆散調辰砂末

經曰邪入於陽則狂傳於陰則瘖

原註云傷寒狂妄四五人扶不定而脉厘數者用柴胡如病勢反劇則以黃芪湯　陶節菴云陽狂症見言參囊縮者不治陰躁見厥下利者不治　若狂言目直視反汗出輒復熱〻而汗止者死症也汗或可治逆冷者必無可救　論

熱結膀胱　太陽之邪不解狂躁不安精采不與人同此熱結膀胱其人如狂太陽經之裡症也桂苓湯治之

陽症似陰　火極似水因傷寒熱甚失於汗下陽氣鬱伏反見寒
勢身涼手陽氣手足作冷作溫然必唇焦口燥能飲水漿大便
閉硬小便赤澀即膠流之水言後燥糞仍在更審有失氣極臭
者脈雖沉必滑數有力輕用四逆散合小柴渴用白虎合解毒
便實用大柴胡用承氣　經曰身寒厥冷其脈滑數按之鼓擊
指下者非真寒也乃陽盛拒陰也先將冷湯試飲便知

陰症似陽　水極似火為傷寒傳變或誤服寒藥或素本腎虛直
寘中寒邪遂成陰症冷極於內逼浮陽亘大發外面微赤煩燥
身微熱渴欲飲水復不能下咽大便陰結而或三自利或小水

汗黄或嘔吐或氣促或鄭聲或咽痛狀似陽症妄用凉藥則渴
愈甚死矣脉必沉細微遲以通脉四逆湯倍參附
経曰 身熱脉雖拊之不鼓擊於指下者非真熱也乃陰盛格
陽也（日微赤）先將好酒同姜汁試飲便知
面微赤煩躁脉来散數無根此與陰盛格陽同例

譫語 有虚有實 實則易治 虚則難治 胃中宿熱上乘於心 心火
亢極則神昏妄言 輕則睡中譫 重則不眠亦譫 有獨譫者 有元
言者 大抵熱邪入胃 如水涸屎燥 多宜承氣
又火劫亡陽者 不同 活人云 耗損津液 胃中燥 必發譫語 但

脈短滿痛自利下奪氣脫皆為逆也 只少柴 譫語妄言身微熱脈浮大手足溫者生 逆冷脈沉細而硬者不過一日死也

鄭聲 虛而鄭重不能續也 大抵汗下後或自利而氣將脫所以手足厥冷脈沉細無力、如氣息不促手足煩溫而脈微者急以白通湯加參保 必助元氣圓或獨參湯徐呷之

屢註云聲采重濁如鄭重出于言皆邪壅於內也

咽痛 皆毒氣上攻所致 經文云陽毒腫痛毒攻之宜參升麻湯 陰毒腫痛宜也宜陽旦湯（即桂枝湯加黃芩） 少陰病主咽痛 若因發熱半夏湯發熱甘桔湯寒熱相搏結梗湯狀不隋從四逆湯太陽

證矣脉浮而必散但痛無熱脇陵而但痛葛根湯

舌胎　邪在表則無胎邪傳裡則生胎白色及滑者丹田有熱胃中有寒若邪入藏屬半表半裏只以柴胡如黃色加黃連知母如黃色起燥而渴飲人參白虎加黃連舌黑色便調者三黃石羔湯大便秘佐大承脉沉無力此胃府有實熱也調胃承氣如黑色舌上生芒刺是腎水尅心火也熱多入深急下之十救一二

唇口焦乾脾家熱極焦黑為熱甚紅為寒唇口腫赤熱極青黑寒極　仲云其脉陰陽俱緊口中氣有出等入唇口乾燥之冷鼻中出涕舌上胎滑者勿妄治也　八九日來反大熱者為難

治也八九日熱症漸衰之時反熱則邪熱盛極矣故難治也
臟結舌上白胎自有本條　成注云若圓無脈而舌燥者死言
無胎而舌自滑粘但開口附上下粘連者死言無胎而色或紫
或青或黑者死　言出不收者為熱極麻黄湯用冰片牛黄射
香研末點舌即收

腹滿

腹滿　屬太陰關脈多沉常滿不減為裡實當下時減為裡虛當
溫陽邪為熱則腹滿而咽乾陰邪為寒則腹滿吐利太陽誤下
腹滿而痛桂枝芍藥湯痛甚桂枝大黄湯
曾經吐下腹滿為實汗後腹脹滿者為虛由脾胃津液不足氣

澀不通壅而為滿當知脾胃而調氣。表解而内不消猶生寒是未入腑宜小柴至大滿大實内有燥屎宜大柴

小腹滿　心下滿腹中滿皆為邪氣而能有形之物惟小腹滿則為有物而非邪氣也以手按之痛者為實不痛者為虛　若小便利大便黑者為血蓄之症自有本條

小便下利者此溫熱症也滲利宜分兩途發黃小腹滿自有本條。　太陽病小腹滿硬小便不利身目黃屬溫熱宜五苓加茵陳　又有手足厥冷胸不結小腹獨滿按之方痛此結膀胱宜四逆湯也太陽經之裡症也

痛腹　邪正相搏也有寒有熱有食有血　凡脈沉而渴便結者屬寒其痛無休時宜溫甚或四肢厥冷以則淺殼脈於絶者宜四逆湯如脈實發渴屬熱宜涼芍藥甘艸湯加減甚或繞臍硬痛便實急投寒藥下之　如積食作痛必噯氣惡食酸臭如蓄血作痛必痛處不移或臍下小腹滿硬小便必自利宜桃仁承氣湯　更看脈有力無力身有無寒熱才分辨寒熱之法以涼水飲之痛減屬熱愈痛屬寒

中脘痛太陰也臍腹痛少陰也小腹痛厥陰也

大便不利　屬傷腸裏症者多亦有因發汗利水耗其津液所致

傳入少陰厥陰而不通者當急下如脈虛浮而惡寒小便淸者
表邪未解也急宜下之　未傳失氣者內無燥屎也不可攻但
初硬後溏耳　仲云陽微結裏症多而帶表也宜小柴純陰結
是邪盡傳裏也　又脈數燥渴實熱也曰陽結脈沉遲不渴者
重虛寒也曰陰結四物麻仁湯或用蜜導法
原注若外症未除而數下之遂利不止

小便不利　熱蓄於內故小便不利也蓋膀胱主分津液不利甚
則小腹滿痛而不通皆以利小便為先惟汗後亡津液以利
小便為戒若引飲過三多下焦蓄熱發黃自有本條

譫或不利見既汗者爲陽脫陰極之病亦篤矣
須審症用藥或人參白虎加竹葉或茵陳五苓加滑石
陰症不利或理中合五苓或四逆湯

下痢　因失汗下熱邪傳裏協熱則自利也有因風邪入胃木乘侮土故令暴下又有不應攻而攻爲内虛協熱亦下痢也傷寒下痢多責於熱雜痢下多責於寒　六經俱有痢症要辨陰陽三陽下利皆身熱太陰下痢腹滿手足溫少陰厥陰身涼有寒熱之分好不渴小便清脈沉細無力或沉微或沉伏下痢清穀厥寒四逆湯好渴而小便赤下痢純清水云後皆熱矣氣緩好渴

後重如滯其脈多數或浮有力或濇或弦或洪或實屬熱　白頭
翁湯　陶節菴云白痢但不利其後汗復傷津液成注云雖有
表症不可汗胸痞而痢不止禹餘粮湯　霊樞云熱毒入胃臍
下熱　寒毒入胃臍下寒　痢家脈静為順身熱脈大為逆
屎注熱痢下重欲飲水者葛根芩連湯　如下利好飲渴身
熱脈數自汗譫語脈不至下痢一日十餘次脈反實內犯一二
症者不治　凡下痢惡心發呃口禁厥逆其痢不屋漏水塵腐
色大孔如筒煩躁不眠者死　如下痢純血痢如魚腦如豆汁
胃氣屢虛必成脹滿皆濕氣熱毒入胃上屬難云濕痞宜黃連

〻阿膠湯三黄熟艾湯　久痢脉数無力為血虚三黄補血湯
陰症下痢膿血乃下有虚寒多成紫黑者桂附八合湯加黒姜
屬經復邪变入痢膈從虚治　凡下痢脉沉弦者下重也身熱
脉大者為逆脉弱者易愈雖發熱不死

臓結　臓氣閉結而不流布也仲景云下痢如結胸状飲食如
故名曰臓結者又曰胎者難治不可攻熱症多則易治

除中　又名臓厥〻而利當不能食今反能食躁曰除中除中者
死

蚘厥　厥陰变症其人素有寒無發其汗或汗後身熱以致胃中

厥陰而肢厥逆厥陰消陽飢不能食食即吐蚘蚘入胸間作煩作靜昏亂於死　原注蚘或下或上而出也既曰胃冷須有湯渴蓋熱在上焦中下焦但寒而無熱即便實亦是怪候蚘聞酸則靜見苦則安雖有大熱禁用涼藥只理中安蚘以小柴退熱忌食甜物　原注云此生下一七八日已終亦不美

蚘在小腸因胃中有寒故於吐之雖有大熱忌用涼藥

狐惑　因失汗傷寒胃中有熱食入無多物胃空虛三蟲求食其候四肢沉重惡聞食氣欲卧目閉言白齒臉面乍白乍赤食肛曰狐下唇生瘡其咽乾食臟曰惑上唇生瘡其声啞通用

梔仁承氣黃連犀角湯　甚者用雄黃散納肛門中以雄黃艾共為細末生艾搗汁丸如小指大薰之　屎騐有失下而唇爛者死。雄黃散　苦參　梔仁　黃連　用棉裹納肛門中

不仁　即脾胃不柔和不知痛痒針火也此皆寒邪所中宜回逆湯加當歸參桂天麻　如下早仍發汗以致表裏俱虛不得汗解宜八參三白湯如身汗喘直視脈浮洪水漿不入者不治

新產脾胃者血虛也用加味四物湯如惡露未盡上衝脾胃此血暈昏迷四物湯加紅花梔仁乾姜肉桂推陳致新治之

動悸　即怔忡心中築築然動氣而不安也　一由汗多瀉其心空虛而悸建中湯　一由飲水停滯心火惡水不能自安而為悸

茯苓半夏湯

筋惕肉瞤　因誤汗下仍發熱肌肉跳動津涸陽虛筋肉失所養危症也　太陽病發汗〻出不解仍發熱心下悸身瞤動宜溫経益元湯危症也振〻欲擗地者真武湯主之脈滑者生澀者死小便利者生不利者死　屢驗發汗兩次其人周身肉動利不止脈反洪大弦而有力三四日而殂

動氣　即奔豚腎邪也氣从臍下小腹上冲而痛也其人先有疝氣而後感寒妄施汗下臟氣內虛水停不散多發奔豚理中湯去朮加桂苓痛加吳茱萸益肉桂能瀉奔豚茯苓能祛腎邪加故之

白术堵腎閉氣故也之動而浮緩者生急疾者死

撮空　無症即循衣摸床有叉手冒心尋衣撮語昏沉此肝熱乘於肺金元氣虛不能主持以致如此脉滑則生脉澀則死小便利者可能治

若目爲風症以風藥治之多致不救宜升陽散火湯即愈

金散火湯　屢驗然果是撮空症懷者居多

無陽症　有患頭疼身熱惡寒者曾用汗藥三汗不出者此陽虛不能作汗故也名曰無陽不可再發汗用再造飲

戴陽症　即拂鬱無頭疼面少赤微熱惡寒者微渴微厥口出妄

貪脉虛數此因汗下太過虛火泛上曰名戴陽陽氣蒸於面
作瘡之間發出而不散也
如誤認爲熱症而用寒藥不免死矣復元湯主之
大抵表而不解者屬陰併下虛赤而光盛者屬陽熱表不解併內

陰陽易　因交接淫慾無病之人及病新差之氣交相換易也男
子陰腫小腹絞痛女子裡結連腰胯痛用燒裩散鼠糞湯或用
逍遙散甚者手足冷拘攣男子卵入小腹女子痛引陰中皆屬
難治如舌吐出者必死

女勞復　產後早犯女色者重不舉眼中生花小腹絞痛腰脊痛

內傷或陰火衝胸，顏面烘熱頤悶，用逍遙散，熱加柴胡

勞復　指瘥後早勞動而復，緣血氣未平，餘邪未盡，還于經絡而復發也，以小柴加減治之。　原注云：經例復法，重則攻[illegible]

食復　指瘥後異食而復，上焦不能化穀，氣滯以消穀為主　原注云：經例浮黃內熱重作，攻痺脹者治

壞病　傷寒病中又感寒濕風熱，與氣而成壞病，或少陽病安施汗吐下不解而成壞病，況病已過經，邪留臟腑，病候多變，久而不瘥，陰陽舛亂，或復倒化，大率以表病多者，知母麻黃湯，若湯藥未效者，以柴胡鱉甲散，詳其脈病犯何逆而治之

百合　謂百脉宗悉致其病無復經絡再傳也能言能默食欲於生不生服藥即吐小便赤如見鬼皆因汗下失宜邪不得解用小柴加百合知母

越經症　即獨語與撮空同證治餘熱未除蘊于心胃精氣短少胃脉昏沉睡中有語心下不疼腹中不满二便如常尋言不能目赤唇焦吶水與之則飲不與則不思此邪熱傳入心胞絡從心火逆肺也用瀉心導赤散主之

瘥後昏沉　與壞症同經治如終不醒醒則錯語少神又喜寒熱或寒熱似瘧或潮熱譫語或作鬼祟或作風痰殊不知發汗未

盡舒五心脫依經所致也知如麻黃湯微汗之若胃中有熱處
煩而嘔者竹葉石膏湯治之　凡瘥後不眠神虛也
解㑊傷寒戴內經四肢骨立苦冷何寒如不寒熱不熱治法殊
通血氣寧
赤膈傷寒胸膈上赤腫疼痛是為名防風敗毒宜加減裡實
防風通聖靈
黃耳傷寒耳痛詳要知風熱腎經殃治遲猝變成危症傷命
防風敗毒良
戈氏看傷寒法

一入門聞氣味即知外感內傷症

一診脉知陰陽表裏寒熱須察脉一觀手足寒熱

一看面部知五色神氣死生吉凶

一看兩眼紅黃有神無神

一問惡寒惡熱渴否

一問上中下有飽滿否病幾日矣曾用藥否

一問頭痛否小便通利否

一看舌苔白黃紅紫黑滑潤乾燥有芒刺裂紋

一問遍體有何處痛否

見症危退無論男女以手按其心胸摩至腹上即知濡滿硬痛虛實如見有死症以脈參之苟有可救仍須維易立方下藥雖至戚須示不可治倘有失誤罔咎于己也

傷寒死症

赤斑五死五生黑斑十無一生　傷症見陰脈者死

陰毒陽毒過六七日不治　發動氣汗者死

大發濕家汗則成痓又日勢而痓者死

發少陰汗則動血動血者死謂之上厥下竭

發少陰汗則譫語　發風溫汗者死亦主譫語

發濕溫汗者死名重暍　兩感傷寒者死

汗出雖多不至足者死　口張目陷者死

離經脈見者死　不得汗者死

汗後不為汗衰謂之陰陽交交者死

發熱脈躁疾狂言不能食謂之三死

咳逆不止者死　臟結者死 結胸症而舌上白胎者是也

厥陰舌卷囊縮者死　脈代者死 代者數而又止還入尺中良久方來也

少陰吐利煩躁四逆者死　結胸症悉具煩躁者死

發厥至七八日膚冷而躁無時暫安名曰臟厥不治

少陽與陽明合病汗不和脈長大而弦曰負負者不治

陰陽易病身重眼花四肢拘急小腹絞痛手足攣者死

厥而下利當不能食今反能食名除中不治

少陰病厥逆無脈與白通猪膽湯脈暴者死微續者生

脈陰陽俱虛熱不止者死　傷寒七八日以上大虛熱者難治

若病人寒熱而厥面色不澤冒昧兩手忽無脈或一手無脈是

有正汗也宜多用棉衣裹覆急以五味子湯救之或兼用麻黃

附子細辛湯服之周時必大汗而解矣投藥後無汗或脈不至

者不治　溲便遺失腎絕不治

汗出不止如貫珠是絕汗也不治　爪甲青陽衰也不治
循衣摸床邪熱內結脈弦濇者死
喘而不休衛氣散也亦屬不治
冷汗發黃脾絕不治
唇吻反青肝絕不治
直視搖頭心絕不治
面黑陰囊腎色形於面也亦屬不治　上卷

傷寒六經傳變三十七提方括

太陽無汗是傷寒表症作麻黄羌活桂防芎芷甘羌杏加入姜豉葱白煎

太陽有汗曰傷風疎邪表發桂防芎羌柴葛朮姜甘芷養胃加錫表用葱二湯冬用地財忌羗活沖和最代功

三時沖和羌芩芷芎地甘辛芩防使再加一味真蘇葉發汗良方無過此溫熱俱宜去地安汗多蒼去首朮止渴加於葛與知膏渴除辛地用蒼麻飽悶枳殼令傳姜葱大棗用無差

汗泄不解汗泄不解則當下之宜加大黃

陽明鼻乾燥渴疼及眠惡寒萬不寐身熱用何方柴葛解肌好
黃芩白芷羌桂枝甘草葛汗渴石羔湯喘急宜加杏何必用
麻黃湯服實表而信之大柴胡湯為妙

惡熱而渴有汗出陽明病症脉微洪如神白虎石羔先參梔知
味除粳粒麥冬竹葉草又花無汗急渴且慎捨此湯但解熱而
不解表必惡寒渴痛之表症可用升有身熱渴脉之之數

凡是熱邪須順氣大黃芒硝枳實治柴朴甘芩芍藥同惟入少
陰甘朴玄渴燥譫狂痛繞臍揚手擲足揭被衣熱甚目不了
悉依本方不須疑但手按痛為小結胸六一順氣湯為宜

少陽經症小柴胡芩半甘艸參姜棗扶芍栗桔陳皮解散旋痊
治嗽嘔姜燕渴加知粉去半夏痰多杏貝瓜蔞蘇胸滿枳桔
心疼實腹疼芍倍去芩多寒燥無津加石麥寒煩竹葉脇疼
青便結大黃能為實往來寒熱桂枝能熱入血室歸柴地合
病陽明芍葛根
太陰腹滿咽無津手足溫暖脈沉實熱所來是太陽經桂枝芍
藥甘柴入喘滿去甘腹實痛便秘桂枝大黃湯君還還附大便
癒加參用腹去大黃不渴溺白是真陰理中四逆施必當
太陰腹滿便溺赤煩渴譫語脈有力濕熱發黃熱治宜梔子茵

陳四苓合便閉茵陳將湯山梔枳實甘草朴硝厚朴服加滑
石發汗濕從小便出

飲
水過多又不利信胸溫飲多停滯導赤豬澤桂朮苓心梔甘
滑共燈心若令汗出還齊須必發表黃用茵陳承氣未通熏
枳殼少加半夏便能靈

真
陰直中理中好干姜參朮炙甘艸腸鳴腹滿屬太陰桂枝芍
藥姜汁炒厥陰吐沫加吳茱萸腹痛去朮青皮砂仁藥不效便
實黃痛隨利減法多效胃寒嘔逆用丁香自利腹痛加木香
花椒烏梅蚘蟲宜溫利針麻伏龍底少陰踡臥加附子將痛

桂枝羌活任

四逆分湯散陰陽宜甚殊寒宜姜附草枳實芍甘柴

少陰從症似太陽脈息沉遲可疑傷身熱惡寒而不痛急投麻

附細辛湯芍藥參連同作劑又桂枝味健益[illegible]

厥陰經無症四逆散和宜焦渴白虎湯熱極以柴進寒症四逆

湯兼痛內證厥亦有五經邪當歸四逆佐　當歸四逆湯辛

桂通甘芍　毋證烏梅湯劑芩連柏嘆 四

回陽救急脈沉多姜附甘參朮桂茯半陳味倍方內加腹疼吐

沫鹽炒萸無脈膽汁順姜汁脈弦弓附病去難

陽反在陰燥桂附子姜甘參味麥煩躁多於坐泥亦加歸
三焦細茶內腹痛酒加沉木香。而赤戴陽慮便入陰厥格
陽身必冷脈細煩燥[illegible]不飲欲藏去冬附加細辛膝時出汗
病去寒 此方與復元陽相似

兩感靈寶葛根羌知母辛參芷地防更有黑柴芎草佐姜棗煎
附藥薑涼冬月芩膏須減卻要令發汗蘇麻黃 陽毒斑狂喜叫
歸三黃梔麻豆豉羔晴痛茯苓加竹葉姜棗芽茶蓋自饒便
要銷黃麻豉去卻名白勝泥漿調
白虎湯中用石羔知粳甘草本方抄人參亦有加之用熱勢處

煩一服消

傷寒班疹焰彰形乾葛升麻甘芍遇咽痛玄參升麻艸白犀加

參化斑名

消斑青黛連犀角柴地知羔甘二參便實去參將軍[illegible]連翹牛

黄暈加增

鼻衄不止芩連湯犀桔梔柴芍地黄國老止血藕墨汁點滴

還須散表方

蓄血上焦多忘多妄搶之胸中不可當生地黄湯归桔殼丹皮甘

艸犀仁芍

傷寒下利純清水心痛身熱渴譫語腸胃燥屎結於中認的果
是旁流水黃龍湯硝朴實參甘归鉄水煎入口
此方身熱者用臨服加鉄水身冷熱者用六一順氣湯

傷寒邪入心胞條聲低不語神錯愕心下不痞腹不滿唇口乾
焦紅兩目身冷寒熱二便平也不渴飲思水瀉芩連梔竹麥冬
宜知如灯竹參犀角

撮空症是若不治肝熱夏菖元霜秘清金散大芍參參柴归
甘茯參條試渴譫便燥用將軍有疫半夏加姜製

譫言煩燥身冷熱精采常與人分別如狂功作發狂醫此名熱

若膀胱切治：惟有桂苓湯知柏甘滑澤燈康
再進飲劑參芪艸桂附羌苓朮芎辛夏加知膏陳半附能治亡
陽汗亡津
傷寒汗下太過元陽虛極無根脉來虛數譫無論欬煩渴面生
赤暈此辨戴陽惡病復元湯兆神麦冬錢附子味參知母甘連
芎便飲煮用生姜棗艾葱頭搗汁調勻
筋惕肉瞤益元湯朮附參芪芎艸當歸芩熟地須加味有熱亡
附用柴芩心煩竹茹去桂附餞悶亢栝去地黃泄瀉癇云去亡
歸地汗後惡風易桂附地黃芪宜去

陰陽交易男和女其病大勢併謂說小腹夜痛神昏沉呂不能
移形不舉眼中生花百節殆熱氣冲胸难療理男子陰痛刺
小腹婦人腰痛急連裡逍遥散治疾可指竹青鼠糞甘連地
滑石柴胡參韭知燒取裩襠鎔中許服後有粘汗為愈小便利陰頭腫則愈之效矣
痙病有藥如聖飲羌防芩芍甘柴引芎歸白芷甲與烏忌汗蒼
麻有汗桂口噤咬牙加大黄此病有痰姜竹最成痙后去桂枝
湯活人續命該書備
狐惑黄連犀角桃仁烏梅廣木
口瘡蜜漬黄柏含口内治䘌桃仁槐艾出痔肛门碎痛用此薰之

鱉甲升前地甘梅芩實犀
消毒飲治大頭瘟柴壳羌防梗蒡芩芎芷翹玄參藍黛無使汗
下廉安寧
呃逆兼便軟瀉心湯最良生姜參半夏陳茯草芩嘗

傷寒類症方括

勞力內傷血氣同而微感風寒証疼身與腿中酸微渴憎寒自汗其脈浮而無力調營養胃方瘥參朮歸芪可選羌芎芩細柴甘腹痛朮去倍芍虛寒桂附兼全微下小柴方半大黃枳實加煎脈不足參麦味補中益氣宜添

内傷七情痰癖痰甚盛背心寒如塞隱隱作痛眼中如見鬼
痰氣帶痰迷口中出涎用加味導痰湯半夏陈皮胆星枳殼淩芩
白术蘇梗茯苓姜仁

中氣虛寒不運化寒積痞胸拗拗疼食傷氣滞成痞滿枳實理中
用甚佳干姜人参白术炒僧宜砂朴梗陈皮胃受寒冷下者
果寒甚附子痰夏探

食積調中湯陈皮朴乾姜术果炒查殼熱甚玄术加柴胡腹痛砂
仁术三磨痛甚大黄玄白术心滿加連甘可吐食停膈上盐
鹵吐莱菔擦不須多盐鹵末滾水調下

續命湯中麻桂參防風已防與芪苓芍藥川芎甘草炙附子權宜
喘杏仁
內傷瘀血心與脾無渴譫語神昏迷身不惡寒熱不痛切將
寒藥誤投醫病名挾血如見祟藥用當歸活血宜紅花人參
薑桂地殼柴甘草同入劑便實譫語大黃利水薑蔥入桃仁
宜
三月時氣為寒疫此名晚發宜消息六神湯中藥六味麻草苓
蒼膏滑細表症薑豉蔥白通裏症梔柳磨入劑熱疼芎川渴
加粉身疼痛附羌活濟

承氣湯名殊不一大〻黃硝朴柴實四味云中減去硝小承氣
名不可易若云調胃用何方甘草芒硝共大黃只此三味加
桃桂桃仁承氣蓄血治小陷瓜蔞半夏連大陷黃硝至甘遂
小青龍湯芍藥桂麻黃半夏與五味乾姜甘草細辛加減除心
下有水氣
大青甘桂麻杏仁生姜大棗發汗靈
此方多用中氣見寒脉傷寒見中風脉自然必煩躁方服
如有汗惡風斷不可用麻黃
温胆湯　多治驚悸精神恍惚兼痰氣竹茹廣皮炙草生姜半

灭

瘟疫服敗毒　風温權宜服二活二胡芎茯苓參枳桔

風温萎蕤生麻羗白微羔杏葛芎草

知母葛根防蕤古苓羔羗术艸芎姜

小建桂餳甘艸芍倍改分的確

真武祛寒又脉弱朮附姜苓並白芍

寒結胸方惟三物蒜梗貝母巴一般　白通葱附姜參附猪胆汁

竹葉石羔參门冬粳半甘　陽毒升麻艸別千參犀玆

大柴合湯通解表裡枳实厚朴白芍黄芩湯加夏粉㨾黄半夏

四物麻仁有附姜桂枝六合四物更桂枝 人參 甘草 白术 治太陽下早協熱痢止心下痞滿表裡不解

三黃補血加四物丹皮柴胡升芪入

黃連阿膠鷄子黃條芩芍藥茯苓湯中反茯苓加桔梗腹皮黃

术與茯苓

附子瀉心芩連黃惡寒汗出痞滿嘗

瀉心湯 治胃氣痞而便軟者

半夏　黃芩　乾姜　人參　黃連　甘草　茯苓　陳皮

附時痢症

凡痢疾初起先用升麻散六升柴朴實防葛之類再加滑石

滌蕩次用清解分利可用通草木瓜川連白芍但痢白不可
用黃連紅痢亦可用紅花血痢加阿膠黃連槐米久痢亦用
消導宜加茯苓山藥建曲等味如有外感痢見用香連丸最
妙如後重用小檳榔玄明粉二劑凡暴痢赤白並見裡急後
重用胃苓湯加檳榔香連又有用四物湯養血芍藥湯止痛
如脱肛痢四物加提并术芍樗粟殼如噤口則胃中有熱
毒上沖心肺宜敗毒散加陳蒼
開噤方　六穀散　百一選方如下痢濕熱未盡疼痛不已滲
利之微下之痢如豆汁分利之休息痢亦用椿樹皮神曲炒

為末陳米湯送下

噤口方　川連二兩吳萸炒　陳枳殼兩麴炒　共為細末每服三錢陳米湯下

百一選　石蓮子炒研末每服五錢蜜湯下

金氏噤口方　紅小豆千　砂仁朱　川連三　白蔻三錢　共為細末每服一千二分米湯送下

止痛方神方　川連兩　枳殼兩　槐米二兩　乳香本　沒藥本　每服三錢痛不止再服

又痢不止方　椿樹根為末飯糊為丸如菉豆大每七十丸

又方　白蘿蔔汁一盃　血蜜半盃　沖和煎滚服即愈

又方　八物加榆皮　樗皮　阿膠　松花　烏梅　槐米炒

又噤口方　木鱉子二个　麝香半　二味共為末填臍外用膏藥貼

切葉大發汗裏症見者微下之

四时不患所疼身熱惡寒惡熱老少相傳沿门合境皆相似者

爲时疫症用辛涼之藥微解肌裡症見者下之

炎月大暑熱所疼燥渴面垢背惡寒身手痛發口開前後齒燥

舌乾生胎脈虛微弱名中暍此熱傷太陽膀胱經也

中寒者寒氣直入於中其病即發而暴爲病最重治用溫補四

逆真武湯之類有急用吐法緩則生不及

類傷寒辨

風溫　素傷于風因时傷熱風熱相搏又云發汗後身灼熱者

名風温病在少陰厥陰經中
外症見身熱自汗且多四肢不收於疼喘息發渴昏々默睡身
重或不仁此與傷寒異在但多汗多眠身重耳此症切不可汗
々則譫語躁亂目無睛光用萎蕤湯去麻黃木香
未醒者柴胡桂枝湯汗後身灼熱知以葛根湯身重或誤汗防
己黃芪湯

温濕　素傷於濕同時中暑濕熱相搏名曰濕温病在太陰經中
外症見

脹論帝曰脉之應於寸口如何而脹岐伯曰其脉大堅以濇者脹也　帝曰何以知臟腑之脹也曰陰臟陽為腑、　帝曰夫氣之令人脹也在於血脉之中耶臟腑之內乎曰三者皆存焉然非脹之舍也夫脹者皆在於臟腑之外排臟腑而郭胸脇脹皮膚故命曰脹五臟六腑者各有畔界其病各有形狀營氣循脉衛氣逆為脉脹衛氣並脉循分為膚脹　心脹煩心短氣卧不安　肺脹者虛滿而喘欬　肝脹者脇下滿而痛引小腹　脾脹者善噦四肢煩悗體重不能勝衣卧不安　腎脹者腹滿引背央央然腰髀痛、　六腑脹胃脹者腹滿胃脘痛鼻聞焦臭妨於

食大便難　大腸脹腸鳴而痛濯濯冬日重感於寒則飧泄不化　小腸脹者少腹䐜脹引腰痛　膀胱脹者少腹滿而氣癃　三焦脹者氣滿於皮膚中輕輕然而不堅　膽脹者脇下痛脹口中苦善太息　岐伯曰衛氣之在身也常然並脈循分肉行有逆順陰陽相隨乃得天和五臟更始四時循序五穀乃化然後厥氣在下營衛留止寒氣逆上真邪相搏乃合為脹也

凡脹滿由於氣分者宜察氣之虛實若脹滿在中而不在外者其病多實經曰中滿者瀉之於內此之謂也若因果酒食厚味氣滯脉滑而大滿大實者宜廓清飲主之兼脹兼痛諸藥不效者

宜神香散主之　若臟腑脹實而堅痛者宜承氣湯或百順丸下之然必年壯力強素無損傷虛弱等症而暴見脹滿者方可峻攻則只宜緩治　如果氣實於中而表裏俱脹者宜蒜瓣以滚湯煮微熱留性少蘸鹽醋常以佐食大能破氣消滯亦佳法也　若氣脹而兼小溲不利者宜用四苓散以半熟蒜搗膏丸服極妙

一飲食停滯而致胃口中焦脹滿者宜大小和中飲酌用之兼痛排氣飲主之

一怒氣逆於中焦或脹或痛者宜排氣飲解肝煎之類主之

兼喘脹者宜四磨飲或神香散

一大人小兒素無脾虛泄瀉等症而忽尔通身浮腫或小便不利者多以飲食失節或濕熱所致宜廓清飲加減主之或四苓散胃苓湯之類皆可用或濕勝者宜平胃散之類主之

一脾胃虛寒不健而三焦脹滿者是為氣虛中滿其為症也必多吞酸噯腐惡食惡寒或常為溏泄而别無火症火脉者必屬臟寒此所謂臟寒生滿病也惟宜温補　寒在中焦者宜温胃飲理中湯　寒在下焦者宜理陰煎八味地黄丸之類主之

一單腹脹者多為鼓脹以外雖堅滿而中空無物其象如鼓故名

鼓脹又或以氣血結聚不可解散其毒如蠱亦名蠱脹且肢体無恙脹惟在腹故又名為單腹脹此實脾胃病也夫脾胃為中土之臟為倉廪之官其臟受水穀則有坤順之德其化生血氣則有乾健之功使果脾胃强健則隨食隨化何脹之有此惟不善調攝而凡七情勞倦飲食房闈一有過傷皆能戕賊臟氣以致脾土受虧轉輸失職正氣不行清濁相混乃成此症　凡治此者若察其病由中焦則當脾胃為主宜參芪白术乾薑甘草之屬主之　若察病其由下焦則當以命门母氣為主宜人參熟地當歸山藥附子肉桂之屬主　如果氣有否塞難於純補

則宜少佐辛香如陳皮厚朴砂仁木香　附丁香白芥子之属
如或水道不利濕氣不行則當助脾行濕而佐以淡滲如猪
苓澤瀉茯苓之属　以上諸法大略如此然病成單腹鼓終非
吉兆必其傷敗有漸然後至此使非尽掃塵務加意調理則未
有或免者矣

孫一奎曰予在吳下時有吳生諱震者博雅士也一日偶談及鼓
脹乃詰予曰鼓有虫否乎予卒不敢應俛思久之對曰或有之
本事方云臍腹四肢悉腫者為水只腹脹而四肢不腫者為蠱
註曰蠱即鼓脹也由是觀之古人曾以蠱鼓同名矣且蠱以三

虫為首豈無旨哉愚謂鼓脹即今之氣虛中滿是也以其外堅中空有似於鼓故以名之彼蠱症者中實有物積聚既久理或有之吳生曰子誠敏也予堂嫂病鼓三載腹大如箕時或脹痛四肢瘦削三吳名醫歷嘗不瘳吳俗死者多用火葬燒至腹忽響聲如炮人皆駭然乃見虫從腹中爆出高二三丈許燒所之天為昏俄而墜地細是之皆蚘也不下千萬數大者長尺許虫腹中復小虫多者十五六條或十數條或五六條虫腹在人腹中蓄息如此曷不令人脹而死哉惜乎諸書未有言及者予聞之恍然如夢始覺然猶未親見其異也歲曆萬癸已至淮陰有

王鄉官者其子年十六新娶後腹脹大按之有塊形如稍瓜四肢瘦削發熱晝夜不退已年半矣醫惟以退熱消脹之劑投之其脹愈甚其熱愈熾喉中兩耳俱瘡余診視之脉滑數望其唇則紅其腹則痛又多嗜肥甘余思之諸凡腹痛者唇色必淡不嗜飲食今其若此得非虫乎遂投何魏積塊丸服之果下虫數十大者二一紅一黑長尺餘虫身紅線自首貫尾虫腹中復有虫大者數條小者亦有三四條虫下則熱漸減脹漸消三下而愈孟信前聞之不虛也

廓清飲 枳殼 厚朴 大腹皮 白芥子 蘿蔔子 連皮苓 澤瀉 陳皮

神香散 丁香 蔻仁 輕粉 丁香 木香 砂硃

金匱腎氣湯

白朮 茯苓 棗仁 遠志 當歸 木香 炙甘草 盐蘿蔔子 胡黃連

理陰煎 熟地 當歸 炙甘草 乾姜 肉桂

十棗湯 芫花 大戟 甘遂

熟地 山藥 山萸肉 川牛膝 丹皮 澤瀉 車前子 肉桂 白茯苓 附子

阿魏丸 山查肉 南星 半夏 麥芽 神麴 黃連 連翹 阿魏 瓜蔞仁 貝母 風化硝 石

濬川散 甘遂 芒硝 大黃 牽牛末 郁李仁

赤金豆 巴霜 生附子 皂角 天竺黃

歸脾湯 人參 黃芪

積聚之病凡飲血氣風寒之屬皆能致但曰積曰聚當詳辨也蓋積者積壘之謂由漸而成者也聚者聚散之謂作止不常者也由此言之是堅鞕不移者本有形也故有形者曰積或聚或散者本無形也故無形者曰聚諸有形者或以飲食之滯或以膿血之留凡汁沫凝聚旋成癥塊者皆積之類其病多在血分血有形而靜也諸無形者或脹或不脹或痛或不痛凡隨觸隨發時來時往者皆聚之類其病多在氣分氣無形而動者故難經以積為陰氣聚為陽氣其義即此凡無形之聚其散易有形之積其破難臨此症者但當辨其有形無形在氣在血而治積治

聚可得其梗槩矣

一凡積堅氣實者非攻不能去如秘方化滯丸化鐵丹遇仙丹感應丸大硝石丸三花神祐丸赤金豆百順丸之類皆攻劑之峻者也　又如三稜丸勝紅丸何魏丸助氣丸紅丸子溫白丸之屬皆攻劑之次者也

一凡不堪攻擊止宜消導漸磨者如和中丸草豆蔻丸保和丸大小和中飲之類是也若積聚下之不退而元氣未虧者但當以行氣開滯等劑融化而潛消之

一無形氣聚宜散而愈者如排氣飲神香散指述七氣湯十香丸

四磨飲之屬是也

一凡積痞勢緩而攻補俱有未便者當專以調理脾胃為主如潔古之枳朮丸乃其宜也余復因其方而推廣之近製芍藥枳朮丸兼脾肝以消膨脹除積聚止腹痛進飲食用收緩功其效殊勝於彼再如大健脾丸木香人參生姜枳朮丸皆補脾胃之妙劑所當擇用者也

一脾腎不足及虛弱失調之人多有積聚之病蓋脾虛則中焦不運腎虛則下焦不化正不行則邪滯得以居之若此輩者無論其有形無形但當察其緩急皆以正氣為主　凡虛在脾胃者

宜五味異功散或養中煎溫胃飲歸脾湯之類主之　虛在肝腎者宜理陰煎腎氣丸煖肝煎之酌而用之　此所謂養正積自除也其或虛中有滯者則不妨少加佐使

一治積之要在知攻補之宜而攻補之宜當於孰緩孰急中辨之凡積聚未久而元氣未損者治不宜緩蓋緩之則養成其勢反以難制此其所急在　速攻可也若積聚漸久元氣日虛此而攻之則積氣本遠攻不易及胃氣切近先受其傷愈攻愈虛則不死於積而死於攻矣此其所重在命不在乎病所當察也故凡治虛邪者當從緩治只宜專培脾胃以固其本或灸或膏以疎

其經氣日通則積瘀自消斷緩急之機即萬全之策也不獨治
積諸病亦然

一凡堅鞕之積必在腸胃之外募原之間原非藥力所能猝至宜
用阿魏膏琥珀膏或水紅花膏三聖膏之類以攻其外再用長
桑君鍼法以攻其內然此堅頑之積非用火攻終難消散故莫
妙於灸余在燕都嘗治愈痞塊在左脇者數人則皆灸法收功

泄瀉論症泄瀉亦無不由於脾胃蓋胃為水穀之海而脾主運化使脾健胃和則水穀腐熟而化氣化血以行營衛若飲食失節起居不時以致脾胃受傷則水反為濕穀反為滯精華之氣不能輸化乃致合污下降而瀉痢作矣脾強者滯去即愈此強者宜清宜利可逐可攻也脾弱者因虛所以易瀉因瀉所以愈虛蓋關門不固則氣隨瀉去氣去則陽衰陽衰則寒從中生固不必外受風寒而始胃之寒也且陰寒性降下必及腎故瀉多必亡陰謂亡其陰中之傷耳所以泄瀉不愈必至太陰傳於少陰而謂腸澼腸澼者豈非降瀉之甚而陽氣不升臟氣不固之病

乎凡脾胃氣虛而有不升不固者若復以寒之復以逐之則無有不致敗者此強弱之治大有不同故凡治此者有不可槩言清利也

凡內經有言飧泄者有言濡泄者皆泄瀉也有言腸澼者即下痢也然痢之初作必由於瀉此瀉之與痢本為同類但瀉淺而痢深瀉輕而痢重瀉有水穀不分出於中焦痢以脂血傷敗病在下焦在中焦者濕由脾胃而分於小腸故可澄其源所以治宜分利在下焦者病在肝腎大腸分痢已無所及故宜調理真陰并助小腸之主以益氣化之源此 痢之症治有不同而門類

亦當有辨然病實相関不可不兼察以為治也

一泄瀉之暴者或為飲食所傷或為時氣所犯無不由於口腹必各有所因宜察其因而治之　如飲食生冷寒滞者宜抑扶煎和胃飲之屬以温之　因濕滞者宜平胃散胃苓湯或白术芍藥散以燥之利之　因食滞而脹滿有餘者宜大小和中飲之屬以平之　因氣滞痛瀉之甚者宜排氣飲或平胃散以調治之　因食滞而固結不散或胃氣之強實者宜神祐丸赤金豆百順丸之屬以行之　凡初感者病氣未深臟氣未敗但畧去其所病之滞則胃氣自安不難愈也

薛立齋曰凡傷食瀉黄若飲食已消而泄瀉未止此脾胃之氣傷也宜五味異功散　若泄瀉而腹中重墜此脾氣下陷也宜補中益氣湯　若服尅伐之劑而腹中窄狹此脾氣虚痞也宜六君子湯　若脇脹善怒瀉青此肝乘脾虚色陷也宜六君加升柴

又立齋曰若久瀉腸胃滑泄不禁但脾胃虚寒下陷者用補中益氣湯加木香肉豆蔻補骨脂　若脾氣虚寒不禁者用六君子湯加炮姜肉桂　若命门火衰而脾土虚寒者宜八味丸　若脾胃俱虚者用十全大補湯送四神丸　若大便滑利小便閉

溢或肢体漸腫喘嗽唾痰脾腎氣血俱虛宜十全大補湯送四神丸或金匱加減腎氣丸　每見元氣既虛而復用五苓之類因損真陰以致前症益甚者急宜金匱腎氣丸多有得生者若反用牽牛大黃峻劑而通之是速其危也

論瀉痢腹中積聚之辨凡以飲食之滞留畜於中或結聚或塊或脹滿鞭痛不化不行有所阻隔者乃為之積此皆柤粕成形之屬所當逐也今人不能辨察但見痢如膿垢者謂之積不知此非柤粕之屬而實附腸着臟之脂膏皆精血之屬也無論瘦人肥人皆有此脂但肥者脂厚瘦者脂薄未有無脂者也若果無脂則腸臟之間豈容單薄赤露非惟藩籬不固而且臟必易傷無是理也今之凡患痢者正以五内受傷脂膏不固故日剝而下若臟氣稍強則隨去隨生猶無足慮若臟氣至敗剝削至盡或以久瀉久痢但見血水及如屋漏水者此在庸人云其積聚

已無反称為善而不知脂膏而刮盡則敗竭極危之候也使今後醫家但識此為脂膏而本非聚則安之固之且不暇而尚敢云攻之逐之或用苦寒以滑之利之者否

凡五色之辨如下痢膿垢之屬無非血氣所化但白者其来淺浮近之脂膏也赤者其来深由脂膏而切膚絡也下純血者多以血為熱迫故随溢随下此其最深者也若紫紅紫白者則離位稍久其下不速而色因以変或未及脈絡此其稍淺者也若紅白相兼者此又淺深皆及者也大都純紅鮮血者多熱症以火性急速迫而下也紫紅紫白者少熱症以陰凝血敗損而然也

純白者無熱症以臟寒氣薄滑而然也然有以無紅而亦因熱者此以暴注之類而非下痢之謂也有以紫紅雖多而不可言熱者此以陰絡受傷而非暴注之比也若辨黃黑二色則凡黃深而穢臭者此有熱症亦有寒症若淺黃色淡不甚臭而或兼腥餿氣者此即不化之類皆寒症也黑而濃厚大臭者此焦色也多有火症若青黑而腥薄者此肝腎腐敗之色也猶以為熱其謬甚矣雖五色之辨大約如此然痢之見血者無非陰絡受傷即或寒或熱但傷絡脉則無不見血故不可以見血者必認為熱也凡臨此症嘗必以脉色形氣病因兼而察之庶不致有

疑似之誤

凡裏急後重病在廣腸最下之處而其病本則不在廣腸而在脾腎凡熱痢寒痢虛痢皆有之不得盡以為熱也蓋中焦有熱則熱邪下迫中焦有寒則寒邪下迫脾腎氣虛則氣陷下迫欲治此者但當察其因以治脾腎之本則無有不愈然病在廣腸已非食積蓋食積至此瀉則無留而所留者惟下陷之氣氣本無形故雖若欲出而實無所出無所出而又似欲出皆氣之使然耳故河間之用芍藥湯謂行血則便自愈調氣則後重除是固然矣然調氣之法如氣熱者涼之則調氣寒者溫之則調氣虛

者補之則調氣陷者舉則調必使氣和乃為調氣行血之法其義亦然若但以木香檳榔當歸大黃行血散氣之屬謂之調和不知廣腸最遠藥不易達而所行所散皆中焦之氣耳且氣既下陷而復以行之散之則氣必更陷其能愈乎矧痢止則後重自止未有痢不愈而後重能愈者也故凡欲治此者但當以治痢為

一禁口不食乃痢疾最危候之而自古未有明辨觀丹溪云禁口痢胃口熱甚故也用黃連人參煎汁終日呷之如吐再喫但得一呷下咽便好人不知此多用温藥甘味此以火濟火以滯益

滯也亦有誤服熱毒之藥犯胃者當推明而祛其毒此丹溪之說也而不知禁口之辨其義最微豈啻胃口熱甚而總以黃連可治乎蓋噤口者以食不得　雖亦有實熱症而惟脾胃虛寒者居多若因食積胃中而噤口者其胸腹必有脹滿或見鞭痛此當行滯去積ゝ滯去而食自入矣如青陳查朴之屬是也有因火鬱胃中而噤口者其臟腑必熾熱或脉見洪數此當瀉火去熱邪去而食自入如芩連梔柏之屬是也凡此者皆以邪畜於中乃噤口之實症也然實症無幾而近之病者每察其胃口則多無脹滿等症或察其大邪則亦非實熱等症但見其有出

無入而胃口日窮精神日敗蓋其既無脹滿本非積也又無真熱本非火也無積無火而食不入其故何也以臟氣不能容受也不能容受其故有二蓋一由脾氣之弱故或為嘔惡或為呑酸或惡聞食氣而泛泛不寧或饑不能食而愕愕待困此中焦不運故食不能入責在脾也一由腎氣之弱故命门不能煖則大腸不固小腸不能化則胃氣不能行此以下焦失守而化源無主責在腎也欲健中焦非人參白术乾姜甘草之屬不可欲實下焦非熟地附子吳茱萸肉桂之屬不可脾腎強而食自入其理甚明其應如響余之活人於此者不勝紀矣如丹溪之用

黄連及以火濟火以滞益滞之説乃悉以實火為言持一曲之見耳局人意智絶人生幾此其関係非小不得信以為然

東垣曰飲食有傷起居不時損其胃氣則上升清華之氣反從下降是為飧泄久則太陰傳少陰而為腸澼裏急後重膿血相雜數至圊而不能即便者專用補中益湯為主使升降之道行其痢不治自消矣　裏急者腹中不寛快也亦有虚坐而大便不行者皆血虚則裏急後重

薛立齋曰若白痢久胃弱氣虚數至圊而不能便或少有白膿者乃土不生金肺於大腸氣傷而下墜也當用補中益氣湯舉其

陽氣削隳自降而二便自愈若飲食不入發熱作渴勢甚急危用十全大補湯如不應送二神丸　若紅痢久胃弱血虛脾經血熱下注而不愈者用四物加白朮茯苓若脾經氣虛不能統血而不愈者用四君加川芎當歸　若中氣下陷不能攝血而不愈者用補中益氣湯　凡嘔吐食不得下其或脾胃素有实熱或過食辛辣厚味而暴患者宜開胃行滯　若胃氣虛偶嘔吐宜六君加生姜凡痢腹痛後重怕手按腹或脉洪实者為積滯閉結宜疎通之　若腹痛後重喜手按腹或脉微細傷氣虛寒宜六君乾姜溫補脾氣　凡氣血虛而作痢若脾虛血弱者

宜四君子湯　胃虛血弱者補中益氣湯　久病氣血俱虛者八珍湯　若脾氣虛寒下陷補中益氣湯加粟殼姜桂如不應急用附子　若氣血虛弱宜十全大補湯加附子粟殼　若命門火衰宜八味丸以補母氣　若腹痛作渴飲湯手按之而痛稍止者俱宜溫補脾胃

論嘔吐症凡胃虚作嘔者其症不一當知所辨若胃脘不脹者非實邪也胸膈不痛者非氣逆也内無熱躁者非火症也外無寒熱者非表邪也無食無火而忽爲嘔吐者胃虚也嘔吐無常而時作時止者胃虚也食無所停而聞食則嘔者胃虚也氣無所逆而聞氣則嘔者胃虚也或身背或食飲微寒即嘔者胃虚也或吞酸或噯腐時若惡心兀兀然泛泛然冷嚥靡寧者胃虚也或朝日暮吐食朝吐食入中焦而不化者胃也食入下焦而不化者土母無陽命门虚也凡此虚症必皆宜補是固然矣然胃本屬土非火不生非煖不化是土寒者即土虚也土虚者即火

虛故曰脾喜煖而惡寒土惡濕而喜燥所以東垣脾胃論特著溫補之法蓋特為胃氣而設也庸可忽哉第在河間則言嘔因胃火是大多实也茲余言嘔因胃寒是寒多虛也一熱一寒若皆失中之論不知嘔因火者余非言其必無但因火而嘔者少因寒而嘔者多耳胃实而嘔者少因胃虛而嘔者多耳故不得不有此辯

一虛嘔之治但當以溫補脾為主宜人參理中湯為正治或溫胃飲聖术煎參姜飲之類亦可酌用或黃芽丸尤為最妙　一風寒外感或傷寒或瘧痢凡邪在少陽表邪未解而漸次入裏所

以外寒熱內為作嘔蓋少陽之經下胸中貫膈而然此半表半裏症也治宜解表散寒以柴陳煎小柴胡湯正柴胡之飲類主之若微嘔微吐者邪在少陽若大嘔大吐者此又邪在陽明胃家病也宜二陳湯或不換金正氣散藿香正氣散之類主之若胃虛兼寒者惟理中湯溫胃飲類為宜

薛立齋曰若脾胃氣虛而胸膈不利者用六君子湯壯脾土生元氣　若過服辛熱之劑而嘔吐噎膈者用四君子加芎歸益脾土以抑陰火　胃火內格而飲食不入者用六君子加芩連清熱養胃　若病嘔吐食入而反出者用六君子加木香炮姜溫

中補脾　若服耗氣之劑血無所生而大便燥結者用四君子加芎歸補脾生血　若火逆衝上食不得入者用四君子加山梔黃連清熱養血　若痰飲阻滯而食不得入者用六君子加木香山梔補脾化痰　若脾胃虛寒飲食不入或入而不化者用六君子加木香炮姜温補脾胃更非慎房勞節厚味調飲食者不治年高無血者亦不治

金匱要略曰先嘔却渴者此為欲解先渴卻嘔者為水停心下此屬飲家嘔家本渴今反不渴者以心下有支飲故也此屬支飲

問曰病人脉數〻為熱當消穀引食而反吐者何也曰以發

其汗令陽微膈氣虛脉乃數〻為客熱不能消穀食胃中虛冷故也脉弦者虛也胃氣無餘朝食暮吐变為胃反寒在於上醫反下之今脉反弦故名曰虛　病人欲吐者不可下之　嘔而胸滿者吳茱萸主之　嘔而吐涎沫頭痛者茱萸湯主之　嘔而腸鳴心下痞者半夏瀉心湯主之　乾嘔而利者黄芩半夏生姜湯主之　諸嘔吐穀不得下者小半夏湯主之　嘔吐而病在膈上後思水者解急與之思水者猪苓散主之　嘔而脉弱小便復利身有微熱見厥者難治四逆湯主之　嘔而發熱者小柴胡湯主之　胃反嘔者大半夏湯主之　食已即吐者

大黃甘艸湯主之　反胃吐而渴欲飲水者茯苓澤瀉湯主之
乾嘔吐涎沫者半夏乾姜散主之　病人胸中似喘不喘
似嘔不嘔似噦不噦徹心中憒憒然無奈者生姜半夏湯主之
干嘔噦若手足厥者橘皮湯主之

凡吐蚘者必因病而吐蚘非因蚘而致吐也故不必治其蚘而但
治其所以吐則蚘自止矣　有因胃火而吐蚘者以內熱之甚
蚘無所容而出也但清其火火清而蚘自靜輕者抽薪飲甚者
萬應丸之屬是也　有因胃寒吐蚘者以內寒之甚蚘不能存
而出也但溫其胃胃煖而蚘自安仲景烏梅丸之屬是也　有

因胃虛無食而吐蚘者以倉廪空虛蚘因求食而上出也此胃氣大虛之候速宜補胃溫中以防根本之敗如溫胃飲理中湯聖术煎之屬是也　以上三者固皆治蚘之法然蚘有死者有活者若吐死蚘則但治嘔如前可也若活蚘上出不已則不得不有以逐之蓋蚘性畏酸若但加烏梅為佐使則蚘自伏也若胃实火盛者可加苦楝根或黄連亦善

霍乱一症以其上吐下瀉反覆不寧而揮霍撩乱故曰霍乱此寒邪傷臟之病也葢有外受風寒寒氣入臟而病者有不慎口腹内傷食飲而病有傷飢失飽飢時胃氣已傷過飽食不能化而病者有水土氣令寒濕傷脾病者有旱潦暴雨清濁相混誤中沙氣陰毒而病者總之寒濕傷脾之病邪在脾胃則中焦不能容受故從上而出則為吐從下而出則為瀉且凡邪之易受者必其脾氣本柔而既吐既瀉則脾氣不無更虛矣故凡治霍者必宜以和胃健脾為主健者培補之謂因其邪氣已去而胃氣受傷故非培補不可也和者調和之謂以其胃氣雖傷而邪猶

未盡故非察其邪正而酌為調和不可也若其寒少滯多則但以溫平之劑調之可也若滯因於寒則非溫熱之劑不能調也而諸家有言為火者謂霍乱之病多在夏秋之间豈得為之傷寒乎吁謬亦甚矣不知夏秋之交正多臟寒之病益一以盛暑将殺新涼初起天人易氣寒之由也一以酷暑當令生冷不節疾病因時寒之動也人以夏秋之外熱易見而臟腑之内寒難見故但知用熱遠熱而不知用寒遠寒見之淺陋多有如此所以多致誤也學者於此當熟察之

一轉筋霍乱症以其足腹之筋拘攣急痛甚至牵縮陰丸痛廹小

腹最為急候此足陽明厥陰氣血俱傷之候也觀河间曰轉筋經云反戾也熱燥爍於筋則攣瘛而痛火主燔爍動故也或以為寒客於筋者誤也蓋寒雖主於收引然止為厥逆禁固屈伸不便安得為轉筋也所謂轉者動也陽動陰靜熱症明矣丹溪亦曰轉筋屬血熱余謂此二子之言總屬一偏之見不可從也試以內經質之不有曰經筋之病寒則反折筋急熱則筋弛縱不收此轉筋者謂非反折筋急之病乎而何以謂之熱也夫所謂轉者以其堅強急痛有如扭轉之狀是謂轉筋今西北以轉字作去聲者即其義也而河间曰轉者動也則不為強矣且凡

患轉筋者必於大吐大瀉之後乃有此症未聞吐瀉之前而先見轉筋者也若轉於吐瀉之前而謂之火猶可云因火而病也既轉於吐瀉之後則上下皆已火去豈因吐瀉而反生火耶又何以吐瀉之前火不轉耶河間其何以解之蓋陽明為五臟六腑之海主潤宗筋此症以陽明血氣驟損筋急而然本非火也觀無擇陳氏曰轉筋者以陽明養宗筋屬胃與大腸今暴吐下津液頓亡外感四氣內傷七情攻閉諸脈枯削於筋宗筋失養必致攣縮甚則卵縮舌卷為難治此說始為切當若從河間而作火治能無誤乎余故曰不可從也

一霍乱初起當陰陽擾乱邪正不分之時惟宜以姜塩淡湯徐與之令其徐飲徐吐或以二陳湯探吐之則吐中自有發散之意必俟滯濁大出胃氣稍定乃察其有無泄瀉有無脹滿有無嘔惡以辨邪正虚实然後隨其症而調理之自無不愈者但於吐瀉擾乱之後胃氣未清邪氣未淨之時凡一切食飲之類寧使稍遲切不可急與粥湯以致邪滯復聚則為害不小也不可不慎亦不可妄用涼藥

一霍乱初胃口不清邪氣未淨或脹或痛而嘔惡不止察其邪甚於上者宜和胃飲神香散或平胃散擇而用之邪甚於下者宜

五苓散胃苓湯或苓朮二陳煎之類主之

一霍乱無脹無痛而但嘔惡不寧者此脾胃受傷虛寒症也若胃氣微虛兼滯者宜六君子湯或溫胃飲主之　若但虛無滯者宜理中湯或五子煎主之　若虛而無寒者止用四君子湯或五味異功散亦可　若虛在陰分水中無火因瀉而嘔惡不已胸腹膨膨者必用理陰煎或去當歸加人參主之　若吐利四肢拘急脉沉而遲此脾腎症也宜四君子加姜附厚朴或理陰煎主之

巢氏病源曰霍乱吐瀉皆由溫涼不調陰陽殽混二氣相干致脾

胃受傷变為霍乱寒氣客於脾則瀉客於胃則吐亦由飲酒食肉腥膾生冷過度或因坐卧濕地當風取凉使風冷之氣歸於三焦傳於脾胃脾胃得冷水穀不消皆成霍乱

陳無擇曰霍乱者心腹卒痛嘔吐下利憎寒壯熱頭痛眩運先心痛則先吐先腹痛則先瀉心腹俱痛則吐利並作甚至轉筋入腹霍乱惡症無越於斯蓋陰陽反戾清濁相干陽氣暴升陰氣頓墜陰陽痞隔上下奔逸治之惟宜温煖更詳别三因以調之

外因諸風則惡風有汗傷寒則惡寒無汗冒濕則重著傷暑則熱煩　内因九氣所致鬱聚痰涎痞膈不通遂致满悶隨其

勝復必作吐利　不内外因或諸飽食膾炙恣飲乳酪氷脯寒漿旨酒胃既䐜脹脾臟停凝内鬱必遂發成吐利嘗從不内外因也

仁壽堂秘傳海底眼一卷

〔明〕何淵撰

清抄本

仁壽堂秘傳海底眼一卷

本書爲中醫傷寒注釋發揮著作。又名《傷寒海底眼》《海底眼醫書》《京江何氏秘業海底眼》《傷寒證治海底眼秘法》。成書於明永樂十四年（一四一六），未曾刊刻，目前僅以抄本流傳。何淵，字彦澄，號澄齋，丹徒（今江蘇鎮江）人。出身於醫學世家，博通經史，精於醫，不專名一科，永樂年間供職於太醫院。仁宗爲太子時，對他禮遇甚嘉，屢次欲授官職而不受。上卷十三篇，論述傷寒病機及六經病證治；下卷十四篇，叙述合病、兩感、過經不解、越經症、挾病症治等。本書注重發揮張仲景學術精華，重點對温熱、濕温、疫癘等類似傷寒諸外感熱病作出鑒别診斷，通過對證狀、治法上差異的對比，提出加减方藥，并補入後世治療方劑。後附戒烟斷烟神方、忌酸丸方。

秘傳海底眼 全

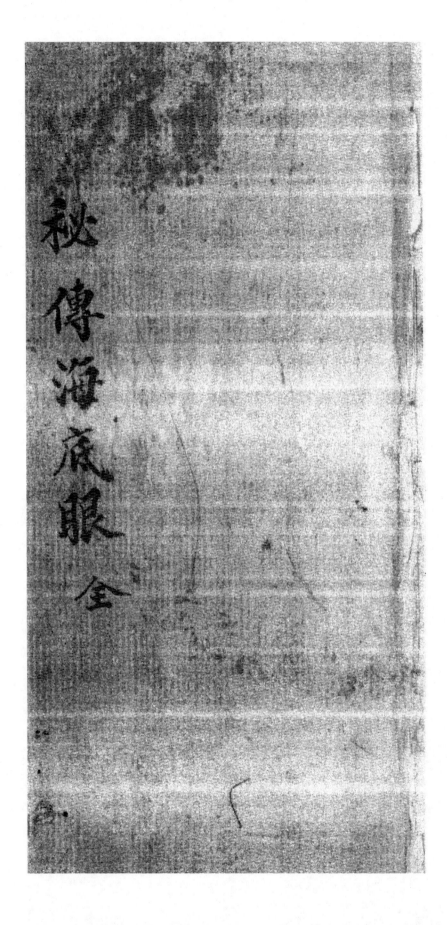

仁壽堂秘傳海底眼

病機

夫傷寒何由而起也經曰邪之所湊其氣必虛故元氣充實肌表固密則邪不易入而內不受傷所謂藩籬固而賊難攻內有倫而外難侮也若使元氣衰於嗜慾之不節脾胃衰於飲食之不調肌表衰於起居之不慎則風寒易於感冒或坐臥當風或遠行勞役或空腹勤動因而感受寒邪或從肩背由督脉三陽經分入客於肌膚之間而為陽熱之症或從胸腹由衝任二脉

病机

客於三陰經分或從口鼻徑入臟腑而爲直中陰寒之症此傷寒之症所由起也故有是因必有是病有是病必有是症是之因者病之積於先者也症者病之形於外者也見症以究病見病以究因此之爲病機是故善治者先必究其所因起居飲食房室動靜之間逐一審問復察其所見之症或發熱不發熱或頭疼不頭疼或惡寒不惡寒既得其因又得其症然後診視其脉人迎氣口或浮或沉或遲或數脉症相符病机了然隨病主方應手取效假如傷寒先因坐卧當風起居不愼而得發熱惡

寒頭疼悪心拘急腰脊强身体痛則知因於外感而為太陽之標病也無汗脉浮緊有力者為傷寒乃傷寒於営治宜發散寒邪冬用麻黄湯三季用羌活冲和湯芎蘇散選用以發表也有汗脉浮緩有力者為傷風乃風傷於衛治宜發散風邪冬用桂枝湯三時用加減冲和湯神术湯順其時令選用以寔表也前症未除而即煩渴小便不利為熱結膀胱傳裏太陽經太陽經之本病也五苓散可用若夫燥渴自汗者忌之恐重耗津液以成喘也如目痛鼻乾不眠額热微悪寒此知為足陽明胃經之病机

標病也脉浮微洪有力热在經無汗用葛根湯以解肌身热煩渴欲飲水蒸蒸然汗出而惡热者此由標病而傳入陽明胃經之本病也脉微数有力热在腑宜白虎湯解胃經之热而與膀胱經無與也若潮热自汗譫語不惡寒反惡热揭去衣被揚手擲足斑黄狂亂大便燥实腹硬喘急此陽明經裏实之症也脉沉数者实热在腹臟踈利内实調胃承氣湯下之可也又有頭角疼而目眩胸脇痛而耳聾寒热嘔而口苦此少陽胆經半表半裏症也無表症不可汗热已在腑不可吐未入乎臟不可下宜

以小柴胡湯和解之乃若三陽表症已罷而身熱不退腹滿咽乾手足微温二便自調者此少陽胆經邪熱傳入太陰脾經之標病也脉浮身熱邪猶在經柴胡桂枝湯以微汗之潮熱脉数邪未盡解小柴胡湯以和之至于身熱已除腹滿咽乾大便不通小便赤澁口乾欲飲此傳入太陰脾經本病也脉沉有力法當以小承氣湯下之身目黄茵陳五苓散發斑元參升麻湯脾胃素虚邪陷于内臟虚作寒自利不渴身熱腹滿咽乾理中湯温散之三陽誤下邪熱入太陰脾經咽乾不渴嘔吐腹滿自利

病机

不止者附子理中湯主之過此而惡寒厥冷引衣踡卧此邪熱傳入少陰腎經之標病至於舌乾口燥譫語發渴小便赤少大便不通此由三陽經熱邪傳入少陰本病也六脉沉實或沉疾法當大承氣湯下之若夫前症俱在至四五日或五六日大便不通繞臍硬痛者内必有燥屎也心下硬痛而自利純清水者燥屎内結纖汁旁流也譫語煩渴便實燥乱手足厥冷者熱極而厥也不惡寒反惡熱揚手擲足燥乱譫語渴飲水漿舌捲囊縮脉沉有力者熱極發燥也所謂陽病似陰斯四者法當下並

以三乙承氣湯又有陽病發渴過飲湯水及寒凉生冷之物內
傷臟腑胃寒自利嘔逆厥冷脉沉無力者內傷寒也少陰病無
渴不飲湯水便清腹痛口吐涎沫四肢厥冷脉沉無力熱化為
寒陽病変陰也斯二者法當温並以四逆湯主之又有不頭疼
而渴手足厥冷脈沉脈無力者此少陰裏寒之本病也而又見
惡寒發熱面赤頰紅是少陰而得陽熱之表症也表有邪熱裏
有沉寒法當温經散寒用麻黃附子細辛湯麻黃解表熱附子
温裏寒用細辛引入少陰微汗出而自愈矣少陰病發渴水不

病机

能入嚥厥冷脉沉不身热頭疼而反見面赤者是真寒伏於内热逼于外虚陽上浮經謂戴陽症者是也又有渴不能飲厥冷脈沉不頭疼身热大便四五日不通腹不硬满可按可揉寒氣凝伏于内陰結而不通也又有傳過少陰大便自利小便清白口氣冷渴不能飲水手足厥冷脉沉無力又見面赤身热者陰盛格陽也又有傳過少陰渴欲飲水不能下嚥水入即吐手足厥冷面黑甲青脉浮遲無力而又有煩燥悶乱揚手擲足欲坐卧于泥水井中者陰極發燥也又有直中陰寒脉沉足冷嘔吐

下利渴不能飲唇甲青黑舌捲囊縮一切陰症與傷寒傳變相同但傳經初起頭疼惡寒發熱而至於傳入陰分則身不熱口不渴頭不疼一切陰症悉具也若直中陰寒初起則身不熱口不渴頭不疼直中太陰則中脘腹疼嘔吐滿悶其脉遲緩直中少陰則臍腹絞痛吐利踡卧其脉沉細直中厥陰則小腹連至陰器絞痛口吐涎沫其脉沉遲爲異耳其虛陽伏陰陰盛隔陽與夫陰極發燥則傳經傷寒及直中陰寒皆有之但病有微甚症有輕重熱有緩急以傳經而視直中則直中急而傳經稍緩

病机

以虚陽伏陰而視陰盛隔陽則虚陽輕而隔陽重以隔陽而視發燥則隔陽輕而發燥又重且急也緩則四逆理中重則回陽急救霹靂諸湯加吴茱萸之屬可也甚則臍腹絞痛冷過肘膝舌卷囊縮其病已劇非湯藥可治必急灼氣海關元丹田或可俸生又有自少陰傳至厥陰胸腹脹滿發熱惡寒往來似瘧者此由陽邪傳入厥陰肝經之標病也便清不嘔者其病自愈治以柴胡湯和之至于本病之頭疼發熱已除而有腹脹消渴四肢厥逆乍温乍冷舌捲囊縮譫語燥乱大便不通者熱入厥陰

之本病也脉沉有力法當大承氣湯下之初起身不熱不頭疼不惡寒即便踡卧臍腹連陰器絞痛或瀉痢嘔噦口吐涎沫爪甲青而唇口黑冷過肘膝舌捲囊縮筋急身重六脉沉遲無力或微或伏者用茱萸四逆回陽返本等湯若六脉沉絶不出以生脉四逆湯温服之若虚陽隔陰之盛陽陰極發燥並與少陰經不異而其治法則與少陰經為尤急耳如此則病隨經傳藥隨病用而症治之法盡是矣然又有三陽合病而不傳如太陽與陽明合病則頭疼發熱而又口乾鼻塞冲和合解肌湯主之太

病机

陽與少陽合病則頭疼發熱而又胸滿口苦冲和合小柴胡湯主之陽明與少陽合病則咽乾鼻塞又胸脇滿而口苦小柴合葛根湯主之若乃頭疼發熱而又見咽乾鼻塞胸滿口苦者此三陽經合發而爲病也又當用冲和靈寶飲通解三陽經之邪若一經未罷又過一經兩經併發如太陽與陽明陽明與少陽並發則以兩經之藥合而用之如治合病之法斯得之矣先受之病重則以先病之藥爲主而以過經之藥佐之塞其源而流自止矣過經之病重則以過經之藥爲主而以先病之藥佐

之過其源而流自清矣則邪不傳而自愈又有表裏受邪而為兩感之症陽経热邪在表陰経热邪在裏表热而裏实則以冲和合承氣如通聖散之法是也 陽経热邪在表陰経寒邪在裏裏寒表热則以冲和四逆如麻黄附子細辛續命湯之法是也或解表攻裏攻表救裏隨経合 用而兩感處治之法斯盡美矣又有傷寒不傳首尾只在一 経寒邪拂欝于表裡蒸蒸発热至六七日或十二三日不得解此則表裏俱热雙解散可也 揚手擲足揭去衣被煩渴譫語欝热如火者解毒六一湯可也 身热

病机

閉便閉大黃柴胡湯可也又有傷寒自太陽傳至厥陰則邪自衰正氣自復宜熱退而病已乃至八九日十三日過經不解先曾汗下則小柴胡湯和之虛煩則以參胡三白湯十味温胆湯調養之若未經汗下表裏熱極者則以又當通解表裡如雙解散内熱煩渴如三黃石膏湯人參白虎湯解毒六一湯選用之病有微甚治在合宜或吐或汗或下一或少差則虛虛實實之變有不可勝言者矣可不慎歟

足太陽膀胱經

足太陽膀胱經爲諸陽之會受病最先而多傳變其經起於目内眥從頭頂下連風府行身之背終于足也是以傷寒初起其症則有頭項痛腰脊強惡心拘急身体節骨節痛惡寒發熱此太陽經之標病也其脉浮緊有力而無汗者爲傷寒乃寒傷于榮治宜發散寒邪冬用麻黄湯三時用芎藭散羌活沖和湯以發表也若脉浮緩無力而自汗者爲傷風〻傷于衛治宜發散風邪冬用桂枝湯三時用加減沖和湯神朮湯以實表也此皆膀胱經

治傷寒初起發散太陽經邪热之要藥也汗後脈静則病自愈若脉緊燥盛則病不已而邪热必傳于膀胱之本故一二日之間脈浮数發热煩渴小便不利者此热已入于膀胱為太陽經之本病矣宜五苓散主之若煩渴自汗者則忌五苓散蓋恐重耗津液以成喘急燥渴故也若小便自利不可復利若更利小便反引热邪入裏成热結膀胱之症太陽症無汗而煩渴小便不利又不可用白虎湯蓋白虎湯解陽明胃經之热而與膀胱經無與也有汗不得用麻黄恐發汗太過則成亡陽漏汗不止

為內瞤筋惕等病無汗不得用桂枝湯恐表太虛則邪不得盡散或留本經或傳胃腑以至譫語煩渴邪在表不可下〻之則邪熱乘虛入裏為痞滿結胸或利下不止之症大抵傷寒初起淅〻惡寒蒸〻發熱一切太陽表症悉具其脉浮緊浮數者風寒客于皮膚邪熱拂鬱于外表熱而裏不熱也可汗而解之若脉浮細好睡者則表已解矣汗後衄血成流者病欲解也衄血而脉靜者表已解也若點滴不成流身疼頭痛惡寒發熱脉浮緊者宜再汗之無汗衄血有汗衄血脉尚浮緩浮緊表症仍在

膀胱經

者宜再汗之直至表裏尽解而後止然衄血雖云欲解而有表症脉浮頭痛悪寒者則宜解散若無表症而誤用麻黄致動陰血反成壞症矣汗後表症雖解而熱猶不退則邪必傳内不悪寒反悪熱矣若發汗而汗出不透則邪不得尽解拂欝于外或潮熱往來似瘧或一日一發或一日二三發欲搔而不知癢處面赤身疼欲按而不知痛處或有一日半日而頻熱復發者並宜再得微汗而後愈也又有太陽表症當汗失汗熱瘀于裏結于膀胱其人如狂煩渴身熱小便不利者五苓散可滲也小便自

利慎利小便引熱入內結于膀胱燥熱而渴小便赤澁者犀角六一散加車前子可也煩渴好飲而成水氣滿悶之症心下兩脅或小腹脹滿小便不利者亦用五苓散以滲其熱又有當汗失汗致熱與血搏或吐利不止慎投涼水則血凝于內而成瘀血之症漱水不欲嚥小便利大便黑是其候也蓄于上焦則胸脇脹滿硬痛手不可近喜忘如狂犀角地黃湯加當歸紅花甚則用桃仁承氣湯蓄于下焦則臍腹上下手不可近桃仁承氣湯甚則抵當湯身目黃加茵陳可也若太陽自汗宜桂枝湯發表

膀胱經

裏散之劑慎用承氣湯下之則表邪乘虛内陷結于心胸而成結胸症心下至小腹硬痛手不可近大渴譫語曰大結胸用大陷胸湯下之若心下硬滿按之方痛曰小結胸用小陷胸湯治之若脈緩便調不渴微惡寒只以小柴胡湯加枳殼瓜蔞開之如太陽表症未曾經下而心胸硬滿者非真結胸也乃邪熱傳至胸中未入于腑雖煩悶熱犹在表屬少陽部分亦宜小柴胡加枳桔瓜蔞以開之悶犹不解小柴胡湯合小陷胸湯去半夏如神若懊憹滿悶發熱煩渴心下痛而大便秘為熱結胸宜大

陷胸湯加黃連懊憹滿悶身不熱口不渴爲寒結胸用理中湯或枳實理中湯重則三白湯但結胸無大熱非熱結也是水飲留于胸脇爲水結胸周身汗出者是水飲外散則愈若但頭汗出餘處無汗是水飲不得外泄停蓄而不行也與大陷胸湯以逐其水心下怔沖頭汗出身無汗熱而渴胸中悶滿揉之汨汨有聲爲水結胸半夏茯苓湯主之傷寒陽症衄血不盡血蓄上焦胸脇脹滿硬痛身熱喜忘如狂漱水不欲嚥大便黑小便自利者爲血結胸犀角地黃湯加當歸紅花若在下焦桃仁承氣

膀胱經

湯凡結胸脉浮不可下〻之者死脈必沉緊滑實或数大有力方可下脉微小沉細者邪在陰分难治結胸而硬痛煩渴燥悶悉具者死有發熱微惡寒肢節疼痛嘔逆心下硬滿結悶者為支結胸加味柴胡桂枝湯痰飲留聚于胸中喘嗽有痰胸脇脹滿悶痛身作寒熱心煩口渴為痰結胸加味二陳湯飲食留滞胸膈不得入胃胸腹脹滿硬痛為食結胸瓜蒂散吐之或三物白湯探吐之凡太陽病無汗當服麻黃湯若悞用承氣湯下之則表邪乘虛内陷于心胸乃成痞滿但滿而不痛者為痞滿而

痛者爲結胸痞爲虛邪結胸爲實邪二者之異也若不因下而痞滿者乃表邪傳入于經絡之間半表半裏爲少陽部分尚未入乎腑雖有痞滿邪猶在表只宜柴胡加枳桔瓜蔞黃連合小陷胸湯去半夏用之蓋邪未入腑則内虛未實而不可下故惟用枳桔以開其結表猶未解故惟用柴胡桂枝以散其表耳若見惡寒汗出痞滿附子瀉心湯小便不利加五苓熱盛而痞滿大黃瀉心湯寒多熱少而痞滿半夏瀉心湯蓋瀉心乃瀉心下之痞滿非瀉心下之火也傷寒悞下太早而利不止理中湯主

膀胱經

之若汗後表症扰在再以冲和湯發之汗後表症俱去身熱脉浮大便実不可急下亦宜小柴胡湯和之直至大便秘結方可議下汗後悪寒脉浮無力為表虚桂枝芍藥湯尺脉遅而虚熱多黄芪建中湯太陽發汗過多汗不止為亡陽為漏汗亦黄芪建中湯主之或术附湯太陽汗後口乾鼻塞脉浮緊必衄血而愈傷寒八九日不解表症仍在發熱目瞑劇者必衄得血乃解若衄血滴點不成流宜再微汗衄血後不宜再發大汗恐額下陥目直視不能眴物不得眠芍藥地黄湯太陽表症俱見一手

脉或两手脉俱無必有邪热當散而愈汗後身熱不退脉燥者不治太陽表症當汗而汗不出者曰亡陽無陽者死急用再造散以迴之則汗自出如服此汗藥而上身有汗不至足者是膀胱本經絕也死冷汗出如綴珠不流者曰絕汗死

麻黃湯 治冬月傷寒無汗脉浮緊惡寒發热頭痛骨節疼腰背強拘急

按所以用麻黃者寒能泣血營傷而氣不傷故表實而無汗麻黃乃氣分之藥能開湊理以散寒邪使邪從汗解但麻黃味澁而性燥非杏仁則不能走肌滑竅非甘草不能以和非

膀胱經

葱豉不能以助其發散之功此太陽之所以無汗用麻黄是也
麻黄、下 防風 五 桂枝 卜 甘艸 卜 川芎 下
羌活 五 葱白 三莖 豆豉 一撮 杏仁 十
水薑煎服一半取汗得汗即停恐汗出太多不止玄府不能閉
瑣也
渴加天花 痰多加半夏 惡心加姜汁半夏 濕加蒼术升
麻 元氣虛去杏仁 胸膈滿加桔梗 骨節痛倍加羌活防
風 面赤身痒汗不透加柴胡赤芍去杏仁

桂枝湯 治冬月傷風惡寒發熱頭疼脉浮緩表虛自汗骨節疼痛背強

按所以用桂枝者蓋風能散氣氣傷則湊理踈而自汗桂枝乃血中之氣藥能發散風邪而佐以芍藥酸寒又能固肌實表此自汗止風邪去非以桂枝為斂血也夫氣傷自汗而反用血藥者以陰主收斂故也荣傷無汗而反用麻黃之氣藥者以陽主發散故也

桂枝 仆 芍藥 五 甘艸 外 引大棗水姜煎服

汗多加柴胡白术 汗甚不止加黃芪 渴加知母天花粉

膀胱經

嘔加姜汁半夏　胸腹滿加枳壳桔梗　惡心加陈皮
热甚加柴胡黄芩　氣虛加人参　喘加杏仁五味子
羌活冲和湯　治感冒非時暴寒傷風春可治温夏可治热秋
可治凉冬可治寒四時疫癘脉浮緊發热惡寒頭疼骨節疼
太陽表症不問有汗無汗以解散風寒此太陽經神藥也可
代麻黄桂枝青龍各半等湯
羌活　去　黄芩　弓　蒼术有汗去加白术　川芎　千　防風　去
細辛　小卞　白芷　八卜　甘草　小卜　生地　二才

因汗出暑濕不止加葱白三根生姜三片　胸膈滿加枳殼桔梗　嘔而惡心加姜汁炒半夏　有痰加半夏　渴加炒白术升麻去生地黄芩　暑濕加香茹　熱濕加蒼术黄連澤瀉去生地細辛　夾食濕加砂仁去生地　嗽加旋覆花　渴加知母天花粉葛根　無汗加蘇葉　汗多不止及汗後熱不解加桂枝黄芩　有汗去蒼术加白术　熱多加柴胡去細辛　夏月加知母石膏名神术湯

芎蘇散　治四時感冒傷寒頭疼發熱惡心骨節痛脉浮緊無膀胱經

汗拘急者

藕葉錢 川芎錢 甘葛五分 柴胡八分 桔梗錢 茯苓一錢

甘草分 枳殼錢 半夏錢 陈皮錢 引葱白生姜

虚加人参 天寒欲汗加麻黄 頭疼加白芷 巔頂痛加

藁本 热甚加柴胡黄芩 暑加香茹黄連 腹疼加芍藥

食停心下痞加枳實青皮 便不實去枳殼加白术 身

痠疼加羌活 恶風身疼加桂枝生姜枣煎服

神术湯 治感冒傷寒脉浮緊頭疼恶寒發热四時疫瘟傷風

鼻塞聲重

羌活 五錢 藁本 二錢 白芷 八分 細辛 三分 甘草 五分

蒼朮 一錢 川芎 一錢 生姜葱白煎服

渴加乾葛天花粉 熱加柴胡黄芩 惡心加姜汁炒半夏

陳皮 胸滿加枳殼桔梗 煩燥加石膏以代大青龍湯加

麻黄葛根可代麻黄湯

大青龍湯 治傷寒脉浮急頭疼惡寒發熱不得汗煩燥擾乱

不眠

膀胱經

麻黄钱　桂枝八分　甘草五分　杏仁二钱　石膏二钱
姜枣煎取汗　口渴加甘葛
葛根湯　治三時感冒傷寒頭疼發熱惡寒脉緊無汗
川芎钱　枳殼钱　桔梗钱　陳皮钱　半夏八分　柴胡八分
葛根二钱　藕葉钱　茯苓二钱　甘草五分　蒼朮钱
嘔加半夏　胸滿悶加香附子甘草茯苓　天寒加麻黄桂枝
去茯苓柴胡　身痛加羌活　瀉加白朮去枳殼柴胡　夾
暑加香茹　腹痛泄瀉加木香　夾食加神曲麥芽山查

小陷胸湯　治心下硬滿按之方痛太陽症悮下之則熱邪乘
虛內陷而成小陷胸　又治結胸項反強柔痓下之如神
黃連　卟　瓜蔞仁　肀　半夏　子
潮熱加柴胡　熱甚加黃芩　口乾加乾葛花粉去半夏
乾嘔加陳皮　胸中滿加枳殼桔梗　心下痛加枳實黃連
小便不利加豬苓　嗽加杏仁五味子　心下煩加炒山梔
大陷胸湯　治太陽症悮下熱邪乘虛內陷胸滿硬不按自痛
手不可近成大陷胸
膀胱經

大黄二錢 芒硝一錢 甘遂五分 水煎後入硝一二沸入甘遂末和匀温服約人行十里以大便自利為度不利再服

大陷胸丸 治大結胸痛甚手不可近

杏仁一錢 大黄二錢 葶藶一錢 芒硝一錢

先將葶藶為末後入硝杏研成膏入甘遂末二分白蜜和丸如彈子大每一丸水一鍾煎六七分連渣服過一宿方利不利再服

枳實理中湯 治飲食生冷寒氣陷入胸膈致結胸中滿身不

热口不渴
枳実五 桔梗ホ 乾姜不 砂仁不 白朮五 甘草四
陈皮ホ 厚朴ホ 人参
有食加草菓 痰多加半夏 寒甚加附子

半夏茯苓湯 治水結胸水停心下胸中満頭疼汗出按
之汩汩有聲
半夏ホ 茯苓ホ 枳実ホ 桔梗ホ 厚朴ホ 木通ホ
蒼朮ホ 陈皮ホ 小便不利加五苓散
膀胱經

五苓散　治膀胱邪热小便不通

白术　赤茯苓　肉桂　猪苓去皮　澤瀉

灯心三十寸水姜煎服　渴加天花粉　潮热加柴胡黄芩

大便秘加大黄　内熱甚加犀角黄連　有血加桃仁

小便赤澁加山梔　身目黄加茵陈龍胆草黄連

犀角地黄湯　治傷寒血結膀胱狂乱喜忘及吐衄後血蓄上

焦漱水不嚥小便自利一切血結胸

犀角　地黄　白芍　丹皮

血虛加川芎當歸　活血加紅花桃仁　衄血加黃芩茅花
止血加黃連山梔　破血加桃仁大黃　血出不止加茅
花稍葉用藕汁磨金墨湯調下
桃仁承氣湯　治傷寒血熱相搏成蓄血症胸腹硬痛身痛熱
漱水不欲嚥大便黑小便利者下之
桃仁　桂枝　丹皮　枳殼　大黃　甘草
水姜煎熱服　有熱加柴胡　兩脇並小腹硬加青皮川芎
當歸尾赤芍後入大黃芒硝
膀胱經

柴胡桂枝湯　治惡寒不頭疼只項強無汗惡風　一

柴胡　葛根　桂枝　芍藥　甘草　生姜煎服

加味二陳湯　痰飲留積胸膈脹痛喘急咳嗽身熱心煩口苦

爲痰結胸

陳皮　茯苓　半夏　甘草　黃連　瓜蔞仁　前胡

杏仁　貝母　枳實　桔梗　姜煎服

發熱加紫蘇羌活　腹中瀉加砂仁去甘草　嗽加五味子

渴加知母天花粉去半夏　喘加桑白皮蘇子　痰加竹

瀝姜汁　脇痛加青皮白芥子木香　熱加柴胡黃芩　有寒加干姜〻汁去貝母黃連　風痰加姜汁竹瀝天南星

三物白湯　治食結胸

桔梗　貝母　巴豆上二味爲細末入巴豆一錢和勻　壯人服四分或五分虛人服二分半白湯調下結在膈上則自吐在膈下則自利不吐不利飲稀粥一鍾自吐下後服冷稀粥止

附子瀉心湯　治傷寒汗下後胸中痞滿無痛者病發于陰而反下之故成痞

膀胱經

大黄　黄芩　黄連　附子一枚煑取汁　生姜　大枣二枚

大黄瀉心湯　治心下痞按之軟而不痛關脉浮熱反無須辨

實熱虛邪

大黄　黄芩　黄

半夏瀉心湯　治汗後骨蒸發熱胸中痞滿無痛者病發于陰

而反下之故成痞

半夏　黄芩　黄連

甘草瀉心湯　治傳經下利日數行完穀食不化腹中雷鳴心

下硬滿心煩不得眠此胃中寒氣上逆故心下硬也

甘草　乾姜　黄芩　半夏　黄連　水姜煎服

桂枝芍藥湯

桂枝　芍藥　甘草　飴糖　水姜煎服

黄芪建中湯　治傷寒發汗太過脉沉表虛漏汗虛汗盜汗

黄芪　甘草　桂枝　芍藥

入飴糖即小建　嘔不用飴糖　血虛加當归名當帰建中

湯　脉浮足冷加附子名附子建中湯　共二十四湯頭

膀胱經

足陽明胃經

足陽明胃經受太陽熱邪爲病其經起于鼻頞絡于目循于面行身之前終于足也其爲病則目痛鼻乾不眠頭額痛身熱微惡寒此足陽明經之標病也不拘日數其脉微洪便宜葛根解肌湯主之若身熱煩渴欲飲水汗出蒸蒸然而惡熱者此由標病而傳至胃經之本病也脈必洪數以清解胃熱白虎湯主之不自汗而渴不可用白虎湯若潮熱自汗譫語發渴不惡寒反惡熱揭去衣被揚手擲足或發斑黄狂乱大便燥實不通或手

足乍温乍冷腹内硬痛喘急者此足陽明胃經裡實之症也其熱在臟脉必沉數法宜急下以調胃承氣湯主之在經則宜解肌在腑則宜清解内熱在臟則宜疎利内實此三者治陽明經表裡之正法也然亦有鼻乾不眠不惡寒反惡熱表症未罷即有煩渴飲水面赤譫語此表裏俱熱標與本俱病也則又宜清解表裡之熱如白虎湯加甘葛之類若表症悉除煩渴飲水譫語狂妄大便不通或舌生黃白胎刺脉洪數有力蒸蒸發熱陽熱内陷于臟方可議下若面赤煩熱渴飲而内未實甚熱未深

入白虎湯症決不可下是以熱傳于本經自汗面赤譫語煩渴脉洪數而腑熱甚者但當以白虎湯加花粉黄連治之小便赤澁飲水不止則以白虎湯加天花粉黄連山梔竹葉主之至于舌生黄白胎刺煩渴飲水譫語大便不通然後以調胃承氣湯下之甚至胃腑熱甚煩燥大渴飲水不止譫語妄言揭去衣被揚手擲足胸腹結痛硬滿舌上胎燥拭刮不去則以小承氣湯下之甚而至于發斑狂乱眼珠如火大渴飲水叫罵不避親踈登高棄衣而歌陽熱亢極者急以大承氣湯下之以救津液否

胃經

則津液枯乾喘急而死若夫陽明症脉洪數熱甚但汗出至頸而還渴欲飲水小便不利者必然發黃以內熱不得泄越也茵陳五苓散主之若自多汗小便利又不宜用五苓恐重耗津液以致燥結者若如瘀血在內小便自利大便黑小腹滿頸汗出爲蓄血症桃仁承氣湯下之凡內有蓄血者其人如狂喜忘大便雖燥而反易小便自利蓄血于上焦胞中手不可近犀角地黃湯甚則抵當湯以致陽明漱水不欲嚥者必衄血脉來輕于皮膚之間尺脉浮目睛昏黃者必衄血脉浮數口鼻乾燥者必

衄血並以犀角湯主之凡衄血脈不浮緊者無表症者切不可汗若見衄血而表症重者但清解而已悞汗之則血必不止衄血煩渴飲水欲吐者必水停心下先宜五苓散次服竹葉石膏湯凡傷寒不問太陽〻明二經衄血者表症將解也然須分點滴成流者為表將解不成流表猶未解也宜用犀角地黃湯加桃仁紅花以清之切不可用涼水及寒涼之藥以止之恐有蓄血結胸之変一法用濕紙搭鼻沖上立止本經渴而飲水多喘嗽胸滿水停心下成水結胸猪苓湯可用也下利心煩不眠小

胃經

便不利亦用猪苓湯下利热甚能飲食者白頭翁湯加黄糵黄連秦皮下利脈滑而数必有宿滞也小承氣湯下之下利虚煩心下滿硬按之不痛者為虚煩梔子豆豉湯主之陽明發汗之出至頭而還身目俱黄燥渴小便清白其黄自退面赤譫語發斑黄如錦紋手足俱赤者三黄石羔湯便実狂乱燥狂發斑小承氣湯陽毒發斑咽喉腫痛者犀角玄参湯陽毒升麻湯結胸有数種宜先理氣用枳殻桔梗以開之随症加主治之藥如痰用二陳湯水用猪苓热用黄連血用犀角之類胸膈以上用枳

壳胞膈以下用枳實未入于胃可吐外以姜皮擦良凡心下硬滿切不可輕下〻之則利不止邪氣在表未入于內宜吐之陽症俱有頭痛而陽明惟頭額痛葛根湯加升麻白芷頭眩加川芎天麻汗後肉瞤筋惕振〻然者亦加天麻川芎為良陽明反無汗皮上如虫行此為久虛术附溫之

葛根湯　治陽明發熱頭額痛微惡寒目痛鼻乾不眠無汗脉微洪

葛根　桂枝　芍藥　麻黃　甘草

胃經

加白芷升麻水姜煎服　一方無升麻川芎白芷加黄芩柴胡石膏名柴葛解肌湯治同　表熱加柴胡黄芩　渴加天花粉　悪心加姜汁炒半夏陳皮　胸滿加枳殻桔梗　太陽與陽明合病無汗悪風脉浮長加川芎羌活柴胡去麻黄桂枝尤捷　若剛痓加羌活独活　時疫温疫熱渴加黄芩麻黄桂枝　下利加升麻　嘔逆加半夏生姜

人參白虎湯　治陽明熱邪傳入胃腑表裡俱熱舌乾煩渴飲水自汗面赤煩燥發狂

知母　石膏　黄芩　人参　竹葉　烏梅十枚　不渴不可用

煩燥加山梔黄連　热甚加柴胡　頭痛加川芎　發班加

生地芍藥　渴加天花粉　虚煩加竹茹　嘔加陳皮

調胃承氣湯　治正陽明胃實潮热譫語煩渴大便不通手足

汗出面赤脉洪微

大黄　枳實　厚朴　芒硝　柴胡　黄芩

小承氣湯　治邪热入裡煩燥發渴譫語狂乱喘急小腹硬満

大便不通加芒硝名大承氣湯

胃經

大黄　枳实　厚朴去皮　先煎枳朴二味後入大黄煎一二拂取起入朴硝服　熱加柴胡黄芩少加甘草

茵陳五苓散　治湿熱身目發黄小便不利

茵陈　白术　猪苓　澤瀉　茯苓

黄連　甘草　山栀

渴加天花粉石膏　便实加大黄　熱加柴胡黄芩

茵陳湯　治湿熱發黄通利小便

茵陳　山栀　枳实　石膏　甘草　黄連

湿热甚加龍胆草皂角汁一匙使黄水從大便出　渴加天花粉　便热加大黄

抵當湯　治蓄血内甚血瘀上焦小腹硬滿大便黑及血結胸與蓄血發狂

水蛭七枚去翅炒　桃仁七枚去皮尖　大黄三錢病甚力壮倍用　分作二服〻下不行再服或為末蜜丸一鐘煎一丸至六分温服

竹葉石膏湯　專治虚煩

即人參白虎湯加半夏竹葉麦冬甘草嘔加姜汁陈皮

胃經

猪苓湯　治白利心煩不得眠小便不利

猪苓　澤瀉　茯苓　阿膠　滑石　姜棗煎服

白頭翁湯　治熱利下重者

白頭翁　黃連　黃栢　秦皮

梔子豆豉湯　治下利虛煩

梔子十四枚碾碎　香豉　用水二鍾先煎梔子一鍾半入香豉再煎至八分作二次服得吐即止不吐再服或以指探之

三黃石膏湯　治傷寒毒發熱及熱甚發狂不得眠

麻黄　黄芩　升麻　石膏　甘草

黄連　黄栢　山梔　知母　豆豉

本方加葛根芍藥名加味三黄石膏湯　渴加天花粉

煩加山梔

犀角玄參湯　治陽毒發班咽痛

犀角　玄參　升麻　甘草　黄連

連翹　黄栢　山梔　薄荷　石膏

大便秘加大黄芒硝　班甚加大青　煩渴狂乱加天花粉

胃經

陰火動加知母　喘加杏仁　身熱加柴胡黃芩　不眠
加麦冬　咽喉不利加牛旁子　小便不利加車前子灯心
陽毒升麻湯　治發班狂乱下利膿血目赤咽喉痛
犀角　升麻　桔梗　甘草　黃連　玄參
陽〻毒甚加大青如無以青黛代之　發狂毒腫痛加黃連
薄荷　喘加杏仁　渴加天花粉知母石膏
共湯頭十四

足少陽胆経

足少陽胆経屬半表半裡之分其経起于目鋭眥上額角絡耳中循胸脇交于膻中行身之側終于足小指次指也其症頭角痛目眩胸脇痛耳聾寒熱嘔而口苦胸脇滿而心下痞此足少陽半表半裡症其脉必弦数無標病有本病緣胆無出入治法從乎本而不從乎標也故本経有三症禁無表症不可汗熱之在腑不可吐未入乎臟不可下及利小便也治以小柴胡湯和解之蓋小柴胡加川芎乃胆経之要藥也或耳鳴或耳之上下

胆經

腫痛胸脇滿痛或屬少陽部分等症宜用小柴胡湯治之隨症加減若邪熱上逆填滿胸脇則胸中飽悶而嘔本方加枳殼桔梗以開之邪在經不得散則寒熱往來似瘧寒多加桂枝熱多加黃芩以清之熱邪傳裡表中陽虛則目眩加川芎天麻以定之熱入於脾則口舌而渴舌生白胎去半夏加花粉黃連知母咽乾而渴加花粉干葛喜嘔而渴胸滿而渴脇痛而渴日晡潮熱而渴往來寒熱而渴皆去半夏加天花粉黃連渴甚加石膏知母先嘔後渴必有水停心下爲水結胸加茯苓猪苓澤瀉益

汗自汗加黄芪桂枝凡少陽胆經症有寒熱而不嘔脉静而緩
小便清順其病自愈

小柴胡　治少陽半表半裏往來寒熱耳聾脇痛嘔而口苦目
眩痛角痛耳中上下紅腫心下痞滿煩嘔潮熱脉弦數者宜
服之此和解表裡之要藥也凡太陽禁下陽明禁利小便少
陽禁汗吐下

柴胡　黄芩　人參　半夏　甘草　水姜煎服

嘔而心中滿去甘草　胸中煩而不嘔去半夏加瓜蔞桔梗

胆經

胸中脹滿去人参加杏仁瓜蔞貝母枳実　內熱加黃連
渴去半夏加天花粉知母　腹痛加芍藥去黃芩　脇下硬
滿去甘草加牡蠣以軟之　心下悸動小便不利加白茯苓
口不渴身不熱去人参加桂　嗽去人参加五味子乾姜
胸脇脹滿或痛去人参甘草加枳殼桔梗黃連名柴胡陷
胸湯　發熱渴不飲水加五味子麦冬名清暑生脉散　口
渴喜飲水加花粉山梔　渴加石膏知母名柴胡清暑散脉
浮無力房勞夢遺發熱加黃栢知母牡蠣　痰嗽加五味子

麦冬　虚热便不实胃口不食加白术茯苓白芍各参胡三
白湯　脉浮数小便不利大便滑泄加五苓散　内热口渴甚
脇热而利加炒芍藥黄栢名春澤湯　腹痛恶心去黄芩加
芍藥名柴胡建中湯　心腹滿而实加枳实黄連　痰加瓜
蔞桔梗　血虚發热至夜尤甚脉無力者加四物湯　煩渴
津液不足去半夏加麦冬黄栢知母　内热譫語心煩不足
眠加黄連山梔黄栢調辰砂末服　脉弦長少陽與陽明合
病發热加葛根芍藥名柴胡甘葛解肌湯　大便不通寒热
胆經

往來似瘧加桂枝　頭痛加川芎　惡寒甚燥渴譫語齒燥
加石膏知母天粉　脉数内熱譫語煩渴面赤合白虎湯名
柴胡石膏湯　咳嗽加金沸草五味子　虛煩加竹茹竹葉
黄連　有熱痰結胸加瓜蔞黄連枳殼桔梗入姜汁竹瀝脇
痛小腹痛加青皮　嘔加竹瀝橘皮姜汁　痰多吐路不出
去半夏加瓜蔞貝母竹瀝姜汁　燥痰稠粘並去半夏　婦
人熱入血室經水適來適斷寒熱如瘧加桃仁紅花當歸尾
丹皮生地桂枝

大柴胡湯　治潮熱手足汗出面赤燥渴譫語臍腹滿悶或痛小便赤大便秘或傷寒過經不解或嘔吐不止心下鬱鬱微熱或寒熱往來內有燥糞脉浮實或浮數力有表症未除而裏症又急燥渴者服之以通表裏此蓋傷寒十餘日過經不解胸中滿日晡潮熱便實者以此下之

大柴胡　黄芩　赤芍　厚朴

大黄　枳殼　半夏

姜棗煎　湯加花粉　若聞木聲則畏嘔多心下滿面通赤

胆經

有表症大便不实不可用此方下

足太陰脾經

足太陰脾經之脉起于足大指上行至腹絡于咽連舌本行身之前傷寒初起頭疼發熱惡熱至四五日或六七日後頭痛惡寒已除而身熱不退腹滿咽乾手足微温二便自調者此少陽經熱邪初入于脾經之標病也邪在半表半裏身熱未退表症未罷熱未深入脉尚未沉身熱而脉浮邪猶在表宜柴胡桂枝湯微汗之潮熱往來脉数者少陽經之邪未解也小柴胡湯和解之至于身熱已除腹滿咽乾手足微温小便赤澁大便不通

脾經

口渴欲飲此則傳入于太陰之本病也脉沉有力法當下之以承氣湯如身目黃茵陳大黃湯主之脾胃虛邪陷于臟内虛作寒身熱腹滿咽乾自利不渴法當溫散以理中湯加桂枝主之三陽不當下而悞之邪熱陷入脾經咽乾不渴嘔吐腹滿脹痛自利不止附子理中湯主之又有水食生冷所傷身不熱口不渴胸腹脹滿硬痛唇口青而嘔吐飲食不下情緒不舒者本經内傷寒也脉沉遲無力宜理中湯溫散至于手足厥冷而脉微宜四逆湯主之或下或溫或散三者太陰傳經症治之大要也

蓋邪熱初入于本經未離于表宜解而散故用桂枝湯以微汗之用麻黄湯則過矣雖煩渴便实無譫語狂乱揚手擲足陽極發燥等症宜用小承氣湯下之用大承氣湯則過矣雖自利足冷而無冷過肘膝陰盛隔陽之極只宜理中湯治中湯輕劑以温之用廻陽返本急救等湯則過矣若初起頭不疼身不熱口不渴即便悪寒腹痛脹満嘔吐自利手足厥冷小便清白此寒邪直中太陰之本病也脉沉無力法當温之以附子理中湯大便自利嘔吐清水以理中湯加附子此治太陰直中陰寒之法

脾經

也盖臟腑沉寒非附子不能温在太陰則邪在中焦之下又非
少陰厥陰之比只宜理中湯加附子可也况理中用乾姜乃脾
經之本藥而太陰本經又無陰極發燥陰盛隔陽之症故也
柴胡桂枝湯　治傷寒不頭疼只頸强脈浮無汗惡風
葛根　芍藥　柴胡　桂枝　甘草　水姜枣煎服
茵陳大黄湯　治濕熱身目俱黄大便不通
茵陈　大黄　山梔　黄連　猪苓
滑石　枳實　龍胆草　水姜煎服

虚加人参　渴加白术　内寒倍乾姜　寒甚加附子名附子理中湯　腹痛去白术加芍藥　小便不利口渴合五苓散名理苓湯　瀉利嘔逆加藿香半夏生姜　嘔吐不止去甘草加半夏丁香乾姜　胃氣不調加木香　臟寒瀉不止加訶子肉果粟殼　瀉甚不止加熟附子　臍中肉瞤去白术加肉桂　脈沉伏微絕足冷加附子　吐蛔加花椒烏梅苦楝根名安蛔理中湯　呃逆加丁香良姜沉香乾姜柿蒂　腹脹加厚朴　奔豚動氣加肉桂去白术　小便不利加五苓散　内虚腹

脾經

痛加小建中湯　內實腹痛加木香砂仁名香砂理中湯
胸腹塞滿加枳殼桔梗去甘草　中脘塞寒氣痞滿加青皮
陳皮名治中湯

四逆湯又名通脈四逆湯　治太陰初病無頭疼發熱即便惡寒
厥冷脈沉或沉伏無力戰慄倦卧或吐嘔瀉利腹疼真中陰經
真寒症及夾陰中寒面赤脈沉厥冷舌捲囊縮以及陽症悞
服生冷寒涼內傷或陽症變陰下利清穀裏寒外熱手足厥
冷面赤乾嘔咽喉不利少陰煩燥不利不止脈沉足冷脈或

伏或絶者此方主之
附子　乾姜　甘草
氣虛加人参　瀉加白术白茯苓　甚不止加肉果粟殻升
麻炒陳米熟艾木通灯心二十寸取土氣以助胃氣取升麻
以提胃氣于至陰之中　面赤加葱白　嘔吐不止加炒乾
姜陳皮　胃寒嘔不止加丁香　咽喉不利加桔梗　腹痛
加肉桂良姜　小腹絞痛加吴萸青皮茴香　腹痛甚加木
香乳没砂仁熟艾玄胡索　飲食寒冷等物受寒氣加砂仁
脾經

草菓木香　惡寒戰慄加麻黄桂枝　身体骨節痛加桂枝
羌活蒼术　胃寒發嘔加丁香柿蔕良姜茴香爲末姜湯送
下　脈不出加猪胆汁合生脉散脉漸出者生暴出者死手
足不温煖者死　口吐涎沫加吴茱萸　寒痰加姜汁半夏
陳皮　悞服寒藥胸腹满悶節不利嘔逆不止湯水不受加
沉香木香丁香　舌捲囊縮者難治急灸関元気海内服本湯
外用灸法木方加人参細茶一匙射香少許名霹靂散

足少陰腎經

足少陰腎經其脉起于足心上行貫脊循喉嚨絡舌本下注心胸行身之後也凡傷寒初起頭疼發熱惡寒至五六日七八日間前症已除後有惡寒厥冷引衣拳卧此熱邪傳入少陰之標病也至于舌乾口燥譫語發渴大便不通小便赤少者此由三陽經邪熱傳入少陰之本病也是邪熱陷于陰分内熱而表寒故引衣拳卧惡寒循喉嚨絡舌本故舌乾口燥譫語發渴大便不通小便赤少熱在臟其脉必沉實有力法當大承氣湯下之

腎經

又有傷寒口乾舌燥湯飲過多至五六日傳入于少陰心下硬滿小便赤口氣温大便自利純清水者必有燥屎結于内而下利清水者乃傍流穢汁也其症雖類于自利當審其渴能飲水腹滿硬失氣極臭而知其爲内實熱也又有本經惡寒踡卧口乾舌燥譫語發渴大便不通手足厥冷者夫惡寒踡卧手足厥冷狀類陰寒此當于口乾舌燥煩渴便實能飲水漿口氣温脉沉實有力者知其熱厥非寒厥也又有陽症失於汗下四五日後不惡寒反惡熱身不熱揭去衣被揚手擲足口乾舌燥煩渴

飲水大便不通甚則舌捲囊縮比熱邪深入手裡內熱而表不熱也陽氣亢極故舌捲囊縮揚手擲足是熱極發燥也所謂陽症似陰者此其候也以上數症法當下以承氣湯看輕重主之又有陽症口乾舌燥煩渴欲飲湯水過多或食瓜菓生冷內傷臟腑胃寒下利或嘔吐涎沫小便清白口鼻冷手足厥逆者夫口乾舌燥煩渴欲飲陽症傳入之木熱也又復有臟寒下利嘔吐厥逆等症此必因湯水過多小便清口氣冷脉沉無力而究其為內傷寒也又有陽症傳入少陰引衣踡臥惡寒肢厥小便

清白腹痛嘔吐涎沫不由渴飲傷胃而自利者此爲陽症變陰熱化爲寒脉沉無力面青黑口氣冷而辨其爲内寒也以上三者法當温並以四逆湯主之又有初起不頭疼便惡寒身熱面赤脉沉足冷者夫惡寒發熱面赤陽熱之表也又見手足厥冷脉沉無力不頭疼此又少陰寒邪之本病也是其表有熱邪内有沉寒法當温經散寒宜用麻黄附子細辛湯得麻黄以散表邪用附子以温裏寒用細辛引入少陰經微汗出而自愈矣蓋太陽症而得少陰脉兩感之症類也取脉爲重而兩解之法

當然也又有傷寒初起不頭疼不身熱不口渴引衣蜷卧手足厥冷脉浮按之不鼓手其爲寒邪者無疑矣而又見面紅臉赤大便不通此則寒伏於内逼熱於外虚陽上浮而面赤也身不熱則知其邪不在表口不渴則知其内又不熱惡寒蜷卧則知其内必有寒熱不在表則面不宜赤而有面赤則虚陽可知熱不在内則便必不寔而有便寔者此陰寒凝結於臟也臟雖結而腹不硬此知其陰結也又有初起頭痛發熱惡寒或因過服寒凉之劑攻熱太速或渴飲水漿致傷脾胃身熱面赤渴不能

腎經

飲水脉沉無力手足厥冷口出冷氣小便清白大便自利者此寒伏於内逼熱於肌虛陽上浮而面赤即陰盛隔陽之症也法當温散如四逆五積之類主之若腎氣表虛不因内傷陽症受陰熱化為寒脉沉無力足冷自利法當温補如廻陽返本人參四逆湯之類主之以上皆治少陰傳經之法六經之中惟少陰傳經傷寒有寒症有熱症或可下或可温或可温散傳變多端最難辨認一或少差殺人立至大抵少陰脉上不行頭循喉絡舌故舌乾口燥而頭不疼寒熱二症皆有之但當于煩渴能飲

水大便不通口氣温小便赤少脉浮實有力而知其熱口不渴
大便自利渴欲飲不能下咽口氣冷小便清白脉沉無力或沉
細而知其寒既明其症復察其脉又於形色覌之或可下或可
温瞭然無疑又於初起頭不疼身不熱口不渴即惡寒踡卧臍
腹絞痛或吐或瀉手足厥冷寒戰面如刀刮者此是寒邪直中
少陰之本病也脉沉遲或沉細無力者法當温之輕則理中湯
重則四逆湯可也又有初起身不熱惡寒踡卧小腹絞痛面赤
吐利手足厥冷甚則舌捲囊縮昏沉不省爪甲青紫冷過肘膝
腎經

心下脹滿脉沉無力者此則夾陰中寒法亦當温以人參四逆湯加茱萸主之又有初起身不熱惡寒踡卧身重难以轉側飲水不欲嚥煩燥悶乱手足厥冷是陰盛格陽也以四逆湯温之又有初起身微熱踡卧面色黯煩燥悶乱揚手擲足欲坐卧於泥水中渴欲頻飲而不能嚥入口即吐手足厥冷脉沉遲無力者此陰極發燥也法當急温以四逆湯霹靂湯稍冷服之又有本經初起惡寒踡卧面赤鼻黑舌胎黑滑目睛黄頭疼身重痛如被杖或小腹裡急絞痛或咽喉腫痛毒氣攻心〻下脹滿結

硬如石或煩燥吐利四肢堅冷如冰或氣促嘔悶冷汗不止或煩燥吐利甚則昏沉不省舌捲囊縮手足厥冷脉沉細或沉絶或伏絶無力者此則陰寒深入於臓以其有頭痛身痛腹痛咽喉痛故曰陰毒宜四逆陰毒甘草湯主之以上皆直中陰寒在少陰之治法也本經直中寒邪而至於舌捲囊縮面唇青黑爪甲青脉伏絶病勢已急非湯藥可救宜急急灸關元氣海以回將絶之陽仍灌以回陽急救等湯庶可幸生壹式若悞認為熱而用寒藥入口即斃矣

腎經

麻黃附子細辛湯　治少陰始得病無頭痛便惡寒身熱面赤脉沉足冷此由先因慾事復感於寒名曰夾陰傷寒腎氣素虛此以脉沉足冷因虛陽上升所以面赤用附子以溫少陰腎經佐麻黃以散表邪用細辛引入少陰腎經之分此仲景立方之妙也病痙者加甘草以緩之

麻黃　附子　細辛　水姜煎取微汗爲度

五積散　治寒在表身熱裏寒急欲得衣被蓋之

桂枝　麻黃　川芎　白芷　甘草　陳皮

枳殼　桂梗　茯苓　當歸　乾姜　芍藥
蒼朮　半夏　葱姜水煎
茱萸四逆湯　見厥陰篇　治厥陰肝經小腹絞痛厥冷
霹靂湯　治陰極發燥陰極似陽身熱面赤煩燥不飲脉沉細
或伏絶冷脈之須臾汗出得睡乃愈陰症作躁身熱重寒也
加桂枝面赤者陽虚也加葱白瀉不止加白朮嘔加姜汁
附子　乾姜　甘草　加人參白朮細茶射香
水姜煎加減同四逆湯法
腎經

白通湯　治少陰下利不止嘔吐煩燥不安
附子　乾姜　甘草　加人參白术葱白一莖　猪胆
汁一匙童便一小盃冷服
生脉四逆湯　治陰症手足厥冷脉沉無力伏絶者急服此以
生脉
四逆湯加人參麦門冬五味子
回陽急救湯　治陰症嘔吐脹痛脉絶欲死急服此湯比生脉
四逆湯尤捷

四逆湯加人參麦冬五味子白术陳皮肉桂童便猪胆汁水姜煎

當歸四逆湯　治厥陰胆経小腹絞痛

附子　乾姜　甘草　加當歸芍藥細辛肉桂通草水姜煎

十味芎藭散

川芎　紫藭　柴胡　乾姜　枳壳

桔梗　甘草　陳皮　半夏

醫經

足厥陰肝經

足厥陰肝經脉起於足大指下環陰器抵小腹循脇上唇口與督脉會於巔頂行身前之側也傷寒頭痛已除六七日或八九日間若見胸腹脹滿惡寒發熱往來如瘧狀者此由陽邪傳入厥陰肝經之表病也便清不嘔者其病自愈宜柴胡桂枝湯和之本經頭痛發熱已除而有消渴四肢厥逆腹滿乍溫乍冷舌卷囊縮譫語煩燥大便不通者又有熱極發躁消渴善飲〻水多而小便少舌捲囊縮四肢厥冷者此二者熱入厥陰之本

肝經

病也所謂熱沉厥亦深故手足厥冷脈沉有力法當下以大承氣湯下後若前症悉除手足温者生下後下利不止渴愈甚者急以回陽四逆湯温之而前症愈劇者死脈細而遲或沉而絶不可下〻之者死又若初起頭不痛身不熱即便倦卧惡寒小腹連陰器欵痛或瀉利吐蚘口吐涎沫甚至爪甲唇青口黑四肢冷過肘膝舌捲囊縮筋急身重脈沉遲無力或微或伏者急用茱萸四逆湯或廻陽返本湯温服之六脈沉絶生脈四逆湯主之仍灸関元氣海丹田其陽脈漸出者生驟出者死病至厥

陰〻極陽微〻邪氣勝而正氣將絶雖有起死回生之功亦十中

之一二耳慎之慎之〻

肝經

合病 合病者初感寒邪二陽三陽並受而合發也三陽則無合病矣

從太陽傳至陽明少陽者正傷寒也乃若邪在陽分而二陽三陽經並見者此名合病而不傳經者也二陽合病則當以二陽經藥合治之三陽經合病則當以三陽經藥合治之如發熱惡寒太陽經表病太陽症見而復有目痛鼻乾不眠痛連頭額則是太陽與陽明合病也冲和合葛根湯主之發熱惡寒太陽症見而復有耳聾脇痛口苦痛連頭角則是太陽與少陽合病也冲和合小柴胡湯主之無汗脉浮冬月加麻黃有汗脉浮冬月加

合病

桂枝脈數熱甚加黃芩至於目痛鼻乾不眠陽明經之標本也而復見寒熱嘔而口苦則是陽明與少陽合病也葛根合小柴胡湯主之煩燥發渴白虎湯合小柴胡湯以至發熱頭疼屬太陽鼻乾不眠屬陽明胸脇滿而口苦屬少陽此則三陽經合發當以沖和靈寶飲主之或人參羌活湯亦可此二方通解三陽經之神藥也然三陽經合病者乃三經合受寒邪也故受病有輕重則其合發也有偏劇若太陽症重則以太陽經藥為主而以各經所合之藥佐之若陽明或少陽症重則以陽明少陽為

主而以太陽經所合之藥佐之如陽明便實調胃承氣湯可加也譫語煩渴白虎湯可加也小便不利狂乱譫語五苓散可加也病有標本治有緩急隨症加減不失輕重主客之宜萬無一失矣

冲和靈寶飲　治三陽合病

羌活　防風　川芎　生地　細辛　黄芩

柴胡　知母　甘草　石膏

冬月去石膏加麻黄水姜煎服臨好加薄荷十片再煎温服

合病

併病

傷寒有合病有併病皆兩経合發之症也然合病則二経三経合受寒邪而合發若併病則一経先病未罷又過一経傳而併作者也惟三陽有併病而三陰無併病也如傷寒初起頭疼發熱惡寒本症未除而又傳至陽明鼻乾不眠是太陽與陽明病也小便不利狂亂譫語大便鞭硬是太陽與陽明之本病併發也小便赤澁煩燥口渴脉微數而反惡熱是太陽與陽明経之裏熱併發也表症宜汗則用芎藭冲和葛根之類汗之寔熱症

宜下則以調胃承氣湯加茯苓下之熱症宜解則以人參白虎湯之類解之又如目痛鼻乾不眠煩燥口渴便實譫語二陽症未罷而又見潮熱往來胸滿口苦是二陽症尚在而三陽經併發也表症宜解則以乾葛湯加小柴胡湯裏熱宜解則以白虎湯加柴胡黄芩實熱宜下則以大柴胡湯可也然併病兩經併而為病亦有先後輕重之分先受之病重而過經之病輕則當以先病之藥為主而以過經之藥佐之塞其源而流自止矣若過經之病重則當以過經之藥為主而以先病之藥佐之過其

流則源自舒，此仲景不傳之心法也

併病

两感

夫傷寒而有两感者乃两經俱傷以表裏受病而言也假如太陽與少陰症並見陽明與太陰症並見少陽與厥陰症並見異為难治熱邪在表則治解表如麻黄葛根柴胡等湯及冲和靈寶之屬是也熱邪在裏則治宜攻裏如調胃大小承氣之屬是也寒邪在臟則治宜救裏如四逆理中之屬是也今两感為病表裡俱傷則調治之法或解表或攻裏或救裏審其經絡受邪之異以度表裏合解之宜或用温經而散裏寒或用解表而攻

裡熱如此則兩感之症雖曰難治而起死回生之功自有神机若曰表裏不宜并攻陰陽藥難合用則防風通聖散發散風邪之表藥也而用麻黃輩以攻表又用硝黃輩以攻裏小續命湯追風散邪之表藥也而又附子以溫裏麻黃附子細辛湯治少陰症似太陽少陰亦有身熱頭痛故似太陽但不若太陽之盛也及治夾陰傷寒既用麻黃以散表邪又用附子以溫中是可見古人用藥立方有是症則用是藥表裏受邪則並攻可也表熱而内寒則攻表如麻黃桂枝而救裏如附子回逆可也表寒

而内熱則清熱而解表可也裡寒而表熱則温裡如理中治中而解表如乾葛柴胡可也豈有表裏不可並攻陰陽藥難合用之理哉是故太陽與少陰病頭痛惡寒發熱邪在表少陰口渴舌燥譫語邪在裏羌活沖和靈寶與承氣合 如防風通聖之用大黄芒硝之意也若少陰胃寒下利嘔吐厥逆又太陽惡寒面赤脉沉無力是太陽表病而兼少陰内寒症也法當以羌活芎藭輩與四逆湯合用如小續命用附子之意一也陽明與太陰病陽明目痛鼻乾不眠邪在表太陰腹滿咽乾自利不渴寒在

兩感

內葛根合理中湯甚則與附子合用可也少陽與厥陰病少陽耳聾脇痛寒熱嘔而口苦邪在表厥陰煩燥腹滿囊縮消渴大便實熱在裏小柴胡與大承氣湯合用可也厥陰瀉利嘔吐涎沫逆冷囊縮是少陽表病而兼厥陰寒症也法當以小柴胡湯與四逆湯合用如麻黃之用附子之意一也若如攻裏而失救表如救裏而失解表此兩感之症以致不救多也嗟夫

傷寒得風脉傷風得寒脉治法

頭痛發熱惡寒者傷寒病也脉當浮緊而反浮緩此本傷寒症而得傷風脉也蓋因元氣虛弱故脉來浮緩少熱厥冷則以人參養榮湯熱多無汗則以十味芎藭散加人參使正氣復則微汗出而邪自解矣若悞用麻黄湯以汗之則内外俱虛而変不可勝言矣頭痛發熱惡風傷風症也脉當浮緩而反浮緊是傷風而得傷寒脉也蓋因表裏俱虛邪正相搏故脉來浮緊其症熱多則用神术湯有熱而渴九味羌活湯使得微汗而風自解

傷寒得風脉　傷風得寒脉

矣惟有汗有寒神术湯中少加桂枝芍藥而已若悞用大劑桂
枝湯以實表則表愈寔而脉愈緊邪何由而散哉

少陰症似太陽太陽脉似少陰

頭不疼而脉沉身當無熱而今反熱是少陰症似太陽也寒邪在表怫鬱於皮膚而不散故脉沉而發熱蓋頭不痛而脉沉者少陰之裏寒也身反發大熱者少陰之表邪也陰陽兩經內外受寒法宜攻表而救裏用麻黄附子細辛湯溫經散寒使內外和暢則微汗出而邪自散此麻黄附子細辛湯用在身熱脉沉之症則附子得麻黄而發中有補仲景之心法也頭疼發熱太陽症也其脉當浮而今反沉者是太陽症而得少陰脉也內虛

少陰症似太陽太陽似少陰

久寒正氣衰微故其脉沉若見太陽表症而内無虛寒脉必不沉此當以脉沉爲重先宜救裏用乾姜附子取補中有發散之功使正氣内强邪無所容則邪從汗出而病自愈矣夫乾姜附子非太陽之本藥而用之於太陽見脉沉者取脉爲重也若頭疼發熱而脉不沉者是太陽麻黄症也而敢用附子哉

胃内傷外感

忍飢失飽而脾胃虚弱遠行勞力而筋力受傷房室過度而真陽衰耗以致元氣不足因而為病者内傷是也然亦有發熱惡寒但惡寒則就煖而即解惡風則遮避而即和發熱則手心熱而手背不發熱寒熱則間作而不齊非若有餘之症寒則戰慄而不已熱則烘〻如火蒸齊作而無間内傷顕在口故口不知味而腹中不和元氣虚弱懶言好卧腰腿酸疼出言先重而後輕左脉空大左脉寸口必濡不可汗〻之則汗不止不可利〻

胃内傷外感

之則利不止不可吐〻之則內瞤筋惕必以補中益氣湯隨症
加減主之
足經惟膀胱受病最先而有傳变由表入裏至厥陰而止正傷
寒也
手經惟肺經受病最多而無傳变故外感風寒不從足經絡入〻
而從毛孔入者其邪在肺〻主皮毛氣通於鼻故肺經有病症
顯於鼻是以天氣暴寒衣被单薄因而感冒寒邪則鼻流清涕
咳嗽喘急痰涎咽乾（喉）不利悪寒拘急是外感於寒也參蘇飲合

二陳湯加桑皮桔梗防風細辛喘加杏仁胸滿氣擁加枳殼天時暴煖失於解脫因而感冒風邪則鼻塞聲重咳嗽喘急痰唾稠粘聲音不出唇口生瘡口乾舌燥咽喉腫痛潮熱自汗者是外感於風也脉浮洪宜葛根湯合二陳湯加旋覆花杏仁桔梗桑皮防風貝母或柴胡二陳舌乾口燥加芩連天花粉小便赤澁加山梔木通踈風定喘清痰清熱而已無餘法也

首尾一經

三陽受病元氣素實內不受傳外不得解邪在肌表積而為熱首尾不傳六七日或十三日不解者有表症當汗則汗之內熱當解則解之實熱當下則下之如太陽症身痛骨節疼惡寒拘急發熱者雙解散口乾舌燥煩渴譫語三黃石膏湯內熱如蒸譫語煩渴小便赤澁解毒六一散湯揚手擲足譫語狂亂大便不通表裏熱盛者大柴胡湯体痛骨節疼惡寒拘急燥亂譫語便閉大熱防風通聖散主之故首尾一經表症尤在雖十二三日

首尾一經

勿謂日久而不可汗也身熱譫語內熱自覺蒸蒸者不可謂表症而禁芩連也藥如對症安可以日數拘哉此節庵之心法也

雙解散　失於汗下熱邪怫鬱不得解散至十二三日身熱不退煩渴引飲譫語燥急內熱甚服之以通解表裏凡下非小腹鞕硬大便四五日不通內有燥屎不可議下此方外有身熱不退故用防風荊芥川芎薄荷以解表內有煩渴譫語等症故用黃芩山梔等以解內熱故云双解散即防風通聖散去硝黃也

青防風　全當歸　大川芎　蘓薄荷　連翹　石羔　甘草
淡黄芩　小桔梗　甜冬术　黑山梔　荊芥穗　飛滑石
淡豆豉一撮生姜三片葱一莖水煎熱服
大便不通加大黄芒硝　渴加天花粉葛根知以共連　表熱
甚加柴胡
解毒六一湯見後篇　大柴胡湯見少陽　三黄石羔湯　見陽明經
防風通聖散

過經不解

傷寒八九日至十三日不解謂之過經不解傷寒已經汗下後其柴胡症未罷胸脇痛而嘔不止譫語面赤內有燥糞心下鬱鬱微汗脉洪數有力以大柴胡湯下之脉虛無力虛煩不得眠以參胡三白湯或參胡溫胆湯人參竹葉湯選用之又有初起失于汗下熱邪怫鬱不得解散至七八日或十二三日身熱不退煩渴引飲燥亂譫語內外熱甚者則用双解散以通解表裏又有身熱不退揚手擲足揭去衣被渴欲飲冷水燥煩不眠狂言譫語

過經不解

病人自覓烘烘內熱如火者解毒六一散以解內熱得微汗而
自愈矣
參胡三白湯　十二三日過經不解脉虛少氣虛煩不眠
人參　柴胡　白朮　白茯苓　白芍藥
心煩加麦冬五味子　口渴加知母天花粉黃栢　陰火動
加黃栢知母　夢遺加牡蠣　不眠加遠志竹茹辰砂麦冬
去柴胡　心煩口渴加黃連
參胡溫胆湯　過經煩熱身熱不眠

半夏　茯苓　陈皮　甘草　黄連　柴胡

人参　山梔　枳實　遠志　枣仁

渴去半夏加麦冬五味子花粉　大便自利去茯苓加白术

表裏俱熱加石膏知母　血虚去半夏加當歸芍藥生地

煩熱加竹茹山梔　痰多加竹瀝姜汁　胃虚加粳米

人参竹葉湯　過经不解煩熱不退者用之

人参　麦冬　竹葉　柴胡　黄芩

口渴加石膏知母不燥渴而嘔加半夏　口苦心煩加黄連

身不熱口不渴足冷加附子　胃熱加粳米

解毒六一湯　失於汗下過經不解拂鬱於內煩燥狂亂譫語渴飲揚手擲足自覺內熱如蒸

黃連　黃柏　黃芩　山梔　滑石　甘草

大便不通加大黃芒硝　小便不通加豬苓澤瀉　肌表熱加柴胡葛根　咽喉不利加桔梗　渴甚加石膏知母　表熱自汗加人參白朮　白芍

雙解散見首卷一經篇

瀉心導赤散　治越経热症

山梔　滑石　黄連　黄芩　犀角　茯苓

甘草　人參　知母　麦冬　三七

灯心水姜煎臨服加生地汁

越經症　別經傳入少陰心經爲越經症

傷寒心下痞腹不滿大小便如常身無寒熱漸變神昏不語或睡中獨語一二句目赤唇焦渴不欲飲與之即嚥不與亦不思形如醉人狀者此熱邪傳入手少陰心經也心火上逼迫肺經故神昏如醉也傷寒傳足不傳手而病得手少陰心經則爲越經症宜瀉心導赤散

越經症

汗吐下三法失宜論

夫傷寒之法得於外感風寒所湊由表入裏在表者可汗而散在中者可吐而越在下者可利而下三者治症之要法也然人有虛實邪有温寒或汗或吐或下一或不慎變症錯出是故傷寒骨節疼頭疼惡寒發熱無汗脉浮與夫當汗失汗煩渴不眠喘急燥亂及汗後不解一身痛痒拘急一切表症見表脉者並可汗而解也若夫口燥咽乾吐衄失血二便自利內傷勞役陰虛夢遺及動氣風温濕温中暑及婦人新産淋濁崩漏經水適

未適斷無表症表脉者而可汗乎傷寒胸腹滿硬悶痛便實熱
極者發燥譫語狂乱便黑蓄血一切裏症得裏脉者下之固宜
乃若二便自利嘔吐腹鳴如雷虛寒厥逆至於内傷動氣婦人
新産胎前崩漏及經水適未適斷等症兼裡實者而可下乎傷
寒邪熱及夾食夾痰在胸膈之分滿悶脹痛不能飲食痰涎上
壅胸滿喘急及寒結胸中咽喉痰涎作聲與夫乾霍乱壯腹刺
痛等症吐之固宜若乃虛氣滿悶胸中可按可揉元氣不足飲
食勞役内傷以至陰虛新産崩漏經水適未適斷脉細無力者

而可吐乎以至面青足冷惡寒蜷卧二便自利清穀不化陰寒
腹痛口吐涎沫或陰極發燥及内傷寒夾陰伏陰等症脉沉無
力者温之可也乃若咽乾口燥發渴悶乱身熱便實陽毒發斑
狂言譫語一切欝熱等症而可温乎他如不由發汗而自出者
自汗也風寒於衛則惡風自汗桂枝湯神术湯可用也汗後表
虚自汗不止黄芪建中湯可用也脉虚自汗得之傷暑清暑益
氣湯可用也身重自汗得之傷湿白通湯加而术可也煩燥、自
汗傷於中暍黄連香茹飲可用也身熱自汗因於勞役補中益

汗吐下三法

氣湯可也湿温則妄言自汗朮附湯加香茹可也霍亂則吐利大吐四逆湯加胆汗搐搦自汗柔痓症也獨防湯合桂枝主之齁睡自汗風湿症也甤仁湯加桂枝主之腹滿便結自汗脉數者下之自愈陰症額臂自汗脉沉細者温之可也吐利逆冷脉伏身痛大汗出者温而補之可也若夫睡中汗出醒則止者盜汗也傷寒熱邪入於半表半裏少陽經分而担中有熱則盜汗自出法當以小柴胡湯加減治之至於陰虛火動脉浮數無力則以當歸六黃湯主之心驚盜汗加辰砂白朮人參茯苓麦冬

湯調下如此而盜汗自愈矣乃若當汗而汗出不徹則邪熱怫鬱於表煩燥不得眠而身痛者熱入陽明也葛根湯主之汗出往來寒熱一日二三發面赤煩亂身痒者邪在太陽也麻黃桂枝各半湯主之汗後邪熱入裏胸脇滿而嘔逆潮熱者熱在少陽分也小柴胡湯主之若或當汗失汗邪熱入裏結於膀胱身熱煩渴小便不利者五苓散可滲也小便自利悮利小便引熱入内結於膀胱燥熱而渴小便赤澁犀角六一湯加車前子可解也又有當汗失汗熱與血搏或吐衄不止悮投涼水則血凝

汗吐下三法

于内而成蓄血之症小便自利大便黑漱水不欲嚥是其候也蓄於上焦則胸脇脹滿硬痛喜忘如狂小便自利大便黑漱水不欲嚥血結膀胱也犀角地黄湯加紅花當歸大便黑桃仁承氣湯主之身目黄加茵陳若太陽當汗而下之早則熱邪乘虛内陷未曾經汗不得汗解則邪熱必傳於内而不解留滯胸中痞塞不通而成痞氣滿悶按之軟者虛氣也柴胡枳殼瀉心湯主之寒多熱少胸膈有痰加瓜蔞橘紅姜汁惡寒自汗作温作冷寒氣嘔逆加附子黄連煩熱甚大便不通加大黄黄連心下

痞滿加枳寔黄連下利一日数行清穀不化心煩嘔吐加炙草白术乾姜虚氣嘔悶加木香砂仁枳实青皮小便不利加五苓渴加天花粉腹痛去黄連加芍藥若太陽自汗而悞下熱邪乘虚內陷填塞胸腹脹滿硬痛按之手不可近者爲大結胸大陷胸腸及陷胸丸可用也心下脹滿邪熱按之方痛爲小結胸小陷胸湯主之不曾经下而胸腹脹滿邪熱傳至胸中小陷胸湯去半夏加枳殼桔梗如神懊憹發熱煩渴悶乱大便閉而心下硬痛者邪熱結於胸中則以大陷胸湯加黄連主之不熱不渴懊憹

汗吐下三法

而心下悶痛者寒邪結於胸中枳實理中湯主之或三物白湯吐之渴飲水多心下怔忡無熱自汗胸中滿痛揉之汩汩有聲者水結胸也半夏茯苓湯或猪苓湯可也心煩口渴喘嗽有痰胸腹滿硬痛者痰結胸也加味二陳湯導痰湯或瓜蒂散吐之甚妙飲食停於胸膈滿悶硬痛爲食結胸未入於胃者瓜蒂散或三物白湯探吐之發熱惡寒肢節疼痛嘔吐而心下硬痛者支結胸也加味柴胡桂枝湯若服麻黄湯發汗太過汗出不止病名無陽漏汗术附湯可用也發汗不出身痒如虫行皮膚中

者必虛無汗也朮附湯合建中湯主之當汗失汗則邪不得散煩躁喘急擾亂不眠大青龍湯可散也當汗失汗邪熱入深逼血妄行而成吐衄之症犀角地黃湯治之吐鮮血不止發熱煩渴者黃連解毒湯加丹皮生地磨生四丸服血結胸硬痛煩渴者桃仁承氣湯衄血成流不止芩連湯可也以至小便利而自汗候利小便則津液耗竭胃腑乾燥咽乾熱結衄血狂亂之症生矣熱結狂亂燥渴者三黃石羔湯之斑熱衄血犀角地黃湯可用也若夫汗下太過氣血兩虛筋肉無所滋養則筋惕而

汗吐下三法

肉瞤動也不因汗下素本虛血邪熱陷於脈中與陰火相搏亦筋惕而肉瞤動也並宜人參養榮湯惡寒厥逆加附子則筋肉得補而安靜也瘦人去芍藥附子恐其入榮助火也頭痛而汗不止加防風牡蠣白朮湯心下滿加枳桔虛煩不眠參胡三白湯十味溫胆湯可用也若發汗太過吐衄下血後則血虛不能榮筋肉麻木不仁痛痒不知而成肉瞤等症羌活冲和湯加桂枝木香主之又有汗下太過以至表裏俱虛病家狀若眩暈昏沉迷悶不知痛痒面青厥冷者四逆湯加人參川芎黃芪或入

天麻定麻定眩湯可也又有傷寒發汗汗出露風則汗不得流通變而筋脉拘急手足牽引縮伸不定病名瘈瘲牛旁根散可用也汗後日久不解虛極生風手足牽引者危症也急以小續命湯有汗去麻黄無汗去黄芩不因汗而牽引者木盛生風風火相煽而然也平脉降火佐以和血之劑如羌活定風湯加歸芍生地柴胡有痰加南星有風加全蝎殭蚕之類又有發汗不出醫用温針針處被寒起核面赤者必作奔豚寒氣從臍下築築而動上衝於胸而作痛者是奔豚氣也手足逆冷則當歸四

汗吐下三法

逆湯。加肉桂以泄奔豚。用茯苓以伐腎氣邪。則愈矣。又有醫用吐下。而使病人暴吐暴下。發汗不出。而醫用温針火刼。夫暴吐暴下。則氣血驟虛。針火驚恐。則心血暴亂。神志不安。以至驚悸而恐惕者。法當安神養血調氣生脈。用生脉散加桂枝當歸甘草生地茯苓辰砂之類。身熱加柴胡。虛煩不眠加棗仁遠志。昏沉不省人事。加石菖蒲。若表症悞下。邪熱内結于心胸。変而為懊憹心煩滿悶。反覆顛倒。虛煩不眠。梔子豆豉湯。氣少加炙草。乾嘔加生姜。滿悶加厚朴。又有汗下太過。表裏俱見虛症。元氣

欲絕心無主張而循衣摸床撮空譫語身寒逆冷舌捲囊縮急
以升麻附子湯劫之又有當汗失汗熱擁于內身熱煩渴燥亂
不寧而循衣摸床撮空譫語者小柴胡湯去半夏合黃連解毒
湯主之大便不通承氣湯可也陽症下之早則邪熱內陷變為
下利不止之症身熱煩渴小便不利苓連五苓散自汗小便清
人參白术散陰症悞下或生冷傷胃內寒下利不止嘔吐不渴
理中湯更有腹痛厥逆四逆湯加肉菓訶子人參熱傷血分則
晝靜而夜劇四物湯加芩連知柏山梔丹皮柴胡熱傷氣分則
汗吐下三法

夜静而晝劇小柴胡湯加山梔黄連知母地骨皮熱傷氣血則
荣衛受邪而晝夜俱劇小柴胡湯合四物湯加山梔黄連可也
諸症或過於汗下或失于汗下或失于吐或因于素虚变而為
病者也变症見而原症愈則當從变主治若变症見而原症犹
在則當以本病為主而以变症之薬佐之斯盡善矣
芍薬解肌湯　傷寒發汗不透邪热拂欝身痛而不知痛處
葛根　黄芩　芍薬　甘草　姜枣煎日服二三次
心下痞满硬内热甚加大黄　恶寒自汗寒多热少嘔逆加

附子　潮熱往來加柴胡　寒多熱少胸膈有痰加橘紅瓜蔞姜汁濕去半夏加葛根　小便不利加五苓　心下痞脹去枳殼加枳實　下利日數行清穀不化心煩嘔吐加炙草乾姜白术半夏人參

再造飲　傷寒三四次發汗不出陽虛不能運表

黄芪　白术　桂枝　甘草　川芎

人參　羌活　芍藥　細辛

加熟附子　夏月去附子加石膏知母姜棗入童便温服則汗吐下三法

汗自出

柴胡桔梗瀉心湯　治傷寒下之早及未曾經下而心痞滿

黄芩　黄連　枳殼　桔梗　柴胡

煎八分入蘇油半鍾温服

桂枝湯

桂枝　芍藥　甘草　黄芪

水姜煎入飴糖　血虚加當歸　脉浮足冷加附子

黄芪建中湯　治傷寒發汗太過虚汗盗汗漏汗

血虛加當歸　脉浮足冷加附子

犀角六一湯　血熱結于膀胱小便赤澁及熱傷血分小便不通

犀角　芍藥　生地　丹皮　甘草

引灯心三十寸水姜煎服

當歸六黃湯　治傷寒陰虛盜汗發熱夜臥不安

當歸　黃芩　黃連　生地黃　浮小麥　黃栢

白术　知母　肉桂　熟地黃　水姜煎服

盜汗不止加辰砂茯苓麦門冬　渴加辰砂

汗吐下三法

朮附湯

附子　乾姜　肉桂　陳皮　白朮　人參

甘草

補中益氣湯

人參　黄芪　當歸　白朮　陳皮　升麻

甘草　柴胡　陰虛火動加黄栢知母麦冬生地　黄連

山栀　不得眠加酸棗仁

小青龍湯　治心下停水着寒咳嗽喘急乃表未罷乾嘔小腹

湍不利

麻黃　桂枝　半夏　細辛　芍藥　五味子

乾薑　甘草　水薑煎　喘加杏仁

黃連香茹飲

黃連　香茹　厚朴　扁豆　甘草　水煎冷

服　心煩熱吐逆（結）黃連入六一散　小便不利加滑

石茯苓　手足搐搦爲暑風加羌活防風　吐加藿香

陳皮薑汁　嘔加薑汁橘紅　渴加葛根　瀉加白

汗吐下三法

术茯苓　虚加人参麦冬五味子　虚汗不止加白

白术黄芪　心煩加山梔倍黄連辰砂　胸滿加枳殼

桔梗

猪苓湯　治大便自利小便不通心煩不眠

猪苓　澤瀉　茯苓　滑石　阿膠

人参養榮湯

人参　黄芪　白术　當歸　陳皮　茯苓

川芎　生地　桂枝　五味子　麦冬　有熱加柴

胡黃芩　陽虛加附子　氣急加沉香　陰虛加黃栢知母

不眠加遠志辰砂

牛蒡根散　治傷寒發汗露風使汗不流通手足搐搦筋脉拘

急瘛瘲

牛蒡根　麻黃　南星　牛膝

右藥入石臼搗碎用火燒地坑赤色入藥在內再用炭

梔子豆豉湯　治吐下後虛煩不眠胸膈滿懊憹煩熱鬱鬱不

通

汗吐下三法

大梔子七粒　豆豉半合　　少氣加甘草手　嘔加生姜手
水煎梔子半杯入豆豉煮至半杯取汗温服之自吐則氣自
宣
升陽散火湯　傷寒汗下過多氣虛自利譫語循衣摸床撮空
危急以此救之
人參　當帰　麦冬　白朮　五味子　甘草
水姜入金器煎　渴不止加猪苓木通肉果　不熱不冷足
冷而渴加附子升麻乾姜白朮　身熱口渴煩悶加柴胡黄

芩知母　大便寔承氣湯

羌活定風湯　治傷寒因汗寒風或不因汗而搐搦手足牽引

瘈瘲

羌活　防風　川芎　天麻　甘草

當歸　芍藥　生地　姜汁　竹瀝

有痰加南星半夏陳皮　風加姜蚕全蝎　身熱加柴胡

有汗加桂枝　無汗加麻黃杏仁

天麻定眩湯　專治眩暈

汗吐下三法

天麻　蔓京子　川芎　羌活　陳皮

挾病症治

本病兼雜病相兼而發者為挾病有治有不必治如陽症熱邪也而有頭疼發熱惡寒目痛耳聾煩燥喘渴舌乾口燥譫語狂言等症者因熱而為病也熱去病自已陰症陰邪也而有嘔吐下利踡卧舌捲囊縮厥冷胸腹絞痛等症者因寒而為病也寒去則病已所謂挾病不必治者此也若夫不因本病寒熱虚實之變者如挾于風挾于食挾于痰與夫下利膿血等症者若治本病而不治所挾之病則本病雖強而挾病不解復生他病矣

挾病

所謂挾病宜治者此也是故傷寒噯氣作酸胃口作痛者挾于食也香砂平胃散兼消導之劑如肉食加山查米食加神麯生冷菓食加草菓乾姜之類是也胸膈滿悶喘急不得息痰吐稠粘吐咯不出或喉中作聲口出不倫之語者挾于痰也加味二陳湯或導痰湯或瓜蒂散吐之胸膈脹塞脇痛身疼上氣喘急欝悶不舒者挾于氣也枳殼寬中湯木香順氣湯或因跌撲悶肭血淤胸脅心腹之分脹滿而淤有定痛處者挾于血也當歸活血湯在下焦則桃仁承氣湯當歸導滯湯主之至于多飲水

漿停留心下胸脇洦洦有聲者挾于水也五苓散小半夏湯真武湯選用若夫喘嗽亦挾痰也有飲水過極水氣滿悶而喘嗽者用麻黃杏仁而可定人參歛虛極氣喘之痾承氣下實熱擁盛之喘如斯而挾于喘者無慮也又有汗下太過失血太多以至陰陽俱虛而有頭目眩暈之症眼花瞭亂睹物旋轉卒然倒地則以天麻定眩湯主之陽虛脉弱及虛極而脫之人參養榮湯血虛合四君子加當歸汗出不解心下悸惕合真武湯胸滿氣促痰涎壅盛者合二陳湯加黃連黃芩山梔蔓荊子姜汁竹

歷勞役內傷合補中湯加蔓荊子太陽症合羌活神朮湯陽明症加白朮茯苓少陽症加小柴胡若失于汗下及汗下失宜或悞投熱藥邪熱不得解散鬱於胸中發班如蚊跡如疹子如錦紋或紅赤而紫者其出未透則宜升麻湯以透其毒毒已出則宜犀角湯加玄參以化其班悞汗則班爛悞下則肉陷而成胃爛之禍矣胃熱甚煩渴喘嗽解毒湯合化班湯班退而潮熱譫語便實者宜大柴胡湯陰症身涼無熱斑黑昏沉四逆加大建中湯主之若夫元氣素虛悞服寒涼致伏寒在內逼迫浮游之

火蘊于胞中而發班者調中湯加芍藥茴香而班自愈若小便洩出而不知爲遺溺陽症身重煩渴譫語而遺尿屬于熱人參白虎湯陰症不熱不渴下寒足冷而遺尿屬于寒四逆加益智仁湯甚則加吳茱萸汗下後熱不解火動而遺尿參胡三白湯加黄栢知母麦冬五味子當歸腎虚小便不禁而洩溺者膀胱不約也此爲難治之症又有傷寒下利膿血之変法當清熱固下和血調氣清熱加芩連知母黄栢固下加阿膠地黄椿根白皮烏梅訶子龍骨之類和血加當歸芍藥桃仁紅花調氣加木

香枳殼砂仁是故熱毒入胃痢下色如蝦紅或赤純黑紫或如魚腦爛豆汁或膿血夾襍而脉沉遲者屬於寒則以加味歸附阿膠湯主之血虛加四物湯氣虛加四君子湯後重加枳殼檳榔又有傷寒汗出不徹或身熱無汗小便不利則濕與熱摶蒸發爲黃濕勝則面如薰黃熱勝則面如橘皮或身目俱黃小便利下黃膿汁色赤便黑與夫結胸痞氣畜血寒濕等症發黃者並以得效茵陳湯主之時氣温疫發黃並以茵陳犀角湯主之內傷生冷胃寒發黃並以茵陳理中湯主之脉沉足冷加附子

可也他如熱毒鬱結而不得解以致發狂踰墻發燥登高棄衣叫罵者熱極使然經云重陽者狂是也或因發汗不出喘急發躁而狂者表症在脉浮數六神通解散熱結于内熱極而狂脉洪數者三黄石膏湯熱結于膀胱小便不通而狂犀角芩五湯主之熱結于臟腑大便秘結而狂大承氣湯下之温熱時疫陽毒發狂黄連解毒湯或人中黄或鎮落飲服之熱汗出而病自解矣或熱極舌出不收用氷片牛黄射香少許點舌上其驗如神若陰症發狂煩燥擾乱欲坐卧于泥井水中厥逆脉沉者四

逆湯主之至于咳嗽為痛本屬于肺傷寒水停心下上衝于肺則咳嗽胸膈滿悶喘急而嗽是也小青龍湯内寒有水真武湯感冒風寒内傷于肺則咳嗽喘促氣壅嗽而多痰是也麻黃杏仁湯痰吐稠粘金沸草散治之又有失于汗下日久不解食入無多腸胃空虚三虫求食食其喉則聲啞而上唇生瘡食其臟則咽乾而下唇生瘡面色乍黑乍白四肢冷惡聞食臭唇口生瘡默默欲睡目閉舌白者狐惑病也黃連犀角烏梅苦參加麁仁槐子艾葉水煎服之外用雄黃散青松子苦參麁仁黃連以

生艾汁丸如豆大綿裹塞入肛門治虫食臟又用雄黄苦參黄連吹入喉治虫食喉或雄黄生艾薰之若蚘厥癥臟腑素虚而寒飢不能食胃中空虚虫不能安煩燥嘔吐昏沉不省人事兩手脉沉遲吐蚘者安蚘理中湯送與脉沉加附子自熱加柴胡黄芩蓋蚘得熱則靜遇寒則動見苦則伏逢酸則安宜川椒烏梅黄連細辛乾姜肉桂苦楝根皮而蚘自安也以上數者皆傷寒挾于襍症者也挾各有因而治亦各異主之以本病藥挾之以挾病藥則本病愈而挾病亦安矣

香砂平胃散　治噯氣作酸胃口疼痛

蒼朮　厚朴　陳皮　甘草　香附子　砂仁

肉食加山查山　米食加神麯麥芽　生冷水菓加干姜草菓

枳殼寬中湯　治胸中脹滿胷疼身冷上氣喘急欝悶不舒

枳殼　砂仁　厚朴　陳皮　香附米

桔梗　蒼朮

木香順氣散　治傷寒氣欝不舒泰胸膈脹滿閉塞

木香　香附　砂仁　陳皮　青皮　枳殼

得效茵陳湯

茵陳　山梔　甘草　黄芩　龍胆草

木通　升麻

腹痛加桃仁承氣湯　胸膈滿悶加只殼瓜蔞　心下痛加只實黄連　血蓄上焦加犀角丹皮紅花　目睛昏黄加黄連　小便不利加五苓散　便如濃柏汁加黄栢　小便赤澁加車前滑石　渴加花粉黄連　身熱加柴胡　煩燥大渴加辰砂六一散　濕痛發熱身重不能轉側加蒼朮麻黄

茵陳理中湯

茵陳　乾姜　肉桂　甘草

茵陳犀角湯

茵陳　山梔　黄栢　犀角　龍胆草

升麻　黄連　木通　加減照得效方

黄連解毒湯

黄連　黄栢　山梔　黄芩

黄連阿膠散　治傷寒陽症下利濃血

黄連　黄芩　當歸
阿膠　地榆　炙草
血多加四物湯　渴加乾葛　血去不止加地榆烏梅升麻
陳皮椿根白皮　腹痛加炒白芍藥山梔如血不止加炒黄
連磨京墨　濃多加阿膠　氣虛加四君子湯　身熱加柴胡

歸附阿膠湯　治陰症下利濃血

川芎　當歸　熟地　阿膠　附子　芍藥
地榆　甘草　乾姜　烏梅　赤石脂

氣虛加四君子湯　血塊如豚肝加紅花　下血不止加京墨

犀角玄參湯

犀角　玄參　升麻　甘草　黃芩
人參　青黛　香附

煩渴加石膏知母　陽毒狂乱合解毒湯　咽痛腫加大力
子連翹荊芥薄荷防風桔梗　痰火上冲加瓜蔞知母黃柏
心下痛加只殼桔梗黃連　頭痛發熱加川芎柴胡前胡
羌活　心煩加竹葉　嘔吐加半夏陳皮　紫赤加紅花黃

連當歸　寒熱往來合小柴胡湯　胸脇滿悶加只壳瓜蔞

桔梗

真武湯　治傷寒少陰下利腹痛小便不通脈沉停水

茯苓　白术　川芎　附子　芍藥

嗽加五味子細辛　利不止加乾

澤瀉　小便自利去茯苓　嘔去附子

加味導痰湯

二陳湯加南星枳實黃芩白术貝母桔梗黃連

人参化班湯　治發班熱盛脉数譫語口渴

人参　石羔　知母　甘草　竹葉粳米　煎服

熱甚便実加大黄

調中湯　治陰症發班

蒼术　砂仁　芍藥　陳皮　藿香

白芷　半夏　桔梗　枳壳　川芎

桂枝　麻黄　甘草　羌活

参蘇飲　治感冒風寒胸脇滿悶咳嗽吐痰悪寒發熱中脘痰嗽

人参　蘇葉　只殼　桔梗　葛根　茯苓
陳皮　前胡　半夏　甘草　木香
感冒風寒無汗咳嗽氣急惡寒鼻塞身重加麻黄杏仁
天氣若燥傷風咳嗽有痰加杏仁桑皮　有熱去半夏加麦
冬黄芩　胸滿有痰加瓜蔞貝母　痰唾如膠加旋覆花
喘急加杏仁蘇子陳皮貝母五味子去蘇葉　心下滿加枳
實黄連　痰燥不寧加辰砂柴胡　頭痛咳嗽加細辛　傷
酒加黄連烏梅　肺寒咳嗽加乾姜五味子

六黃三黑散　治時毒發班
牛黃　大黃　麻黃　雄黃　黄芩　黄連
釜底黑　火突黑　倒掛塵
陽毒升麻湯　治發班下利吐濃血咽喉疼
犀角　升麻　桔梗　甘草
熱甚加大青　喘加杏仁黄芩　煩渴加石膏麦冬竹葉麻
黃桂枝　汗出不眠加麻黄
六神通解散　治時行晚發頭痛身熱惡寒脉洪數

蒼朮　甘草　麻黄　黄芩　石膏　滑石
時行三月前加葱白豆豉

傷寒同症誤治

傷寒有症同而病異者寒熱虛實之變爲之也彼寒而此熱此實而彼虛相去懸絕辨認不眞治或少差鮮有不誤人者如內傷寒症有因忍飢失飽以致脾胃受虛則榮衛無所滋養元氣虛弱精神倦怠懶言好睡身發大熱間作而不齊者此飲食內傷不足之症也又有遠行勞役筋骨受傷則勞能傷氣身熱大發腰脊痛而肢節酸疼懶言嗜臥心煩自汗者此因內傷勞役不足之症也二者並從補中益氣湯治之斯二者如認身熱爲

外感而誤用麻黄桂枝等湯一切寒涼發散之劑指腰脊強痛肢節酸疼爲傷寒而用羌活越發之劑則虛虛實寔之劑不免矣又有内傷勞役而兼外感者如因勞役内傷又爲寒邪感冒于外在太陽則惡寒頭疼身熱脊強在陽明鼻乾口燥不得卧在少陽則寒熱往來脇滿口苦精神倦怠懶言好卧聲高氣促鼻息不調外見三陽有餘之症内見氣虛不足之狀以補中益氣爲主而佐以發散之劑如羌活沖和湯桂枝芎藭等湯可也外感重則以發散藥中兼補養内傷重則以補養藥中兼發散

隨經加減乃爲得之若則知攻表而失補中槩以汗藥投之攻
伐太過元氣損傷汗出不止肉瞤筋惕亡陽虛怯之変生矣又
有傷于飲食停留不化噯氣作酸胸腸脹滿胃口疼痛欲吐不
吐而頭痛惡寒發熱者此内傷飲食有餘之症也當以香砂平
胃散各隨所傷之物而消導之又有食多寒凉湯水之物胸滿
填脹胃口作疼嘔吐下利逆冷脉沉此則内傷寒邪有餘之症
當以理中湯隨所傷之物而温散之寒甚加附子又有内傷飲
食兼外感寒邪者如飲食過多致傷脾胃腹中脹急胃口急滿作

痛又外感寒邪惡寒發熱頭痛鼻乾口燥寒熱往來胸滿口苦此名挾氣傷寒内傷外感之症也如傷食重則以香砂平胃散合藿藿冲和湯主之外感重則以藿藿冲和湯合香砂平胃散主之或先解表待外感平然後用消導化食之法亦盡善蓋傷寒之病重而傷食之病稍緩故宜先于解表也若不問有無傷食誤認發熱知攻裏而失攻表則表邪因虚入内而变不可救矣又有飲食生冷脾胃受傷腹中脹滿胃口作疼結滿嘔逆吐利而復感外寒發熱惡寒頭疼者是内傷寒冷而兼外感寒邪

與扶陰傷寒同也此當以溫中而兼發散之劑以冲和湯芎藭湯合理中湯寒甚加附子若只認爲外感而不以内傷寒爲尤甚誤以寒涼解表之劑投之則外邪雖已則裏寒告急厥逆蜷縮而斃矣至于暴寒感冒寒邪者其症則鼻流清涕口吐清涎惡寒發熱頭疼咳嗽喘急不利聲嘶不亮者此挾寒傷風也治宜溫散用麻黃杏仁湯加半夏細辛川芎貝母之類有汗去麻黃加桂枝芍藥若或誤以寒涼發散之劑如升麻黃芩荊芥之屬投之則風去而寒仍在也又有天時暴熱失于解脫或帶汗

勞役因而感冒風邪其症鼻乾口燥身重聲重痰吐稠粘口舌生瘡咽乾口燥喘急咳嗽或日晡潮熱者此挾熱傷風也治宜清解以金沸草散去麻黄加柴胡黄芩桑皮杏仁茯苓甘草之屬有汗加桂枝芍藥若以辛熱發散之劑如麻黄細辛等藥投之則風去而熱不解矣若挾痰傷寒其症發寒發熱頭痛身体痛咳嗽煩悶胸膈飽悶喘急發燥右脉洪滑急緊甚而昏迷譫語如見鬼神者痰結胸膈故也當以二陳湯加只實黄連桔梗貝母瓜蔞前胡姜汁更以發散之劑如紫蘇羌活等藥可也如

痰壅盛胸膈滿悶喘急氣促咽喉不得息則以瓜蒂吐之悞認胸滿爲結胸昏沉爲中風挾痰如崇譫語爲發燥而以中風結胸發燥等劑投之則痰愈急而表邪告变矣又有挾血傷寒先因跌撲閃肭血瘀于胸脇小腹之間痛有常處按之不移小便自利六脉芤濇而發惡寒頭痛者血鬱而兼外感傷寒也當以發散藥中加或血劑如當歸桃仁紅花蘇木分上中下三部治之在上焦犀角地黄湯蓄于下焦大便黑桃仁承氣湯或當歸導滯湯左脇痛加青皮肢節痛加羌活腰膝痛加牛膝若不問有

無瘀血耑以發散悞服寒凉則瘀血冲心或蓄久不散血化為濁水流散四肢胸脇変為腫脹或身目俱黃血蠱等症出矣若頭疼發熱惡寒胸腹脹滿脅痛身疼鬱遏不得通上氣喘促心中窄狹不舒左脉沉者氣鬱傷寒也當以發散藥中加枳殼桔梗以開之青皮通其滯香附散其欝蒼朮寬中窄狹佐以木香而使上下調順之則氣利而邪自散矣若只治外感而不知氣欝為痛則欝久而氣不散為痞塞為噎隔為関格為嘔逆反胃而百變生矣至於挾陰傷寒其症有五或為色慾不節真元耗

失因而感冒風寒身熱面赤煩渴不欲飲水四肢沉重目昏吐利六脉沉遲無力者此因色慾內傷乃挾陰傷寒也用四逆加人參湯再微加發散之劑甚而舌捲囊縮眼花昏沉不省人事者回陽急救湯治之又有因食生冷及多服寒凉以致胃氣變虛因而感冒風寒面赤身熱煩渴不能飲水腹痛吐利脉沉足冷者此生冷內傷而成挾陰症也理中湯主之肚腹絞痛口出冷氣附子理中湯兼發之劑主之斯二者悞認身熱面赤為表熱煩熱為裡熱惡寒頭疼為表邪昏沉不省人事為中風中氣

而妄用白虎解毒柴胡芩連等湯則危矣若傷寒六七日後熱邪傳入于陰經因而內虛故熱反化爲寒六脉沉細手足厥冷腹痛吐利渴不能飲此陽症變陰而有重復感冒寒邪惡寒發熱者是內有陰寒外有陽邪挾陰復陽症也法當温經散寒如麻黄附子細辛湯治之又有初起臍腹疼痛嘔吐涎沫唇青厥冷直中陰邪于內而又有頭痛發熱面赤者復感寒邪于外也陰陽相傷亦名兩感然急中之勢急當以救裏爲先攻表爲次蓋氣得温則表亦自解宜從四逆湯加合解散主之或麻黄附子

細辛湯亦可盖直中陰寒死在旦夕而外感之症不急于温經若先治外感則緩不急矣又有陽熱傳入陰經熱化爲寒惡寒踡卧不熱不渴脉沉足冷復加復痛嘔吐下利口出涎沫心下脹滿小腹脹痛昏迷不省人事冷過肘膝囊縮者經曰重陰者逆此挾陰復中寒症也急服回陽急救湯仍灸關元氣海丹田則庶幾或生矣悮以昏迷不省者爲中風中氣而投蘇合牛黄等丸服之立斃矣他若脉沉足冷身腹疼痛下利清穀内寒也症宜面青惡寒而反見面赤身熱者虚陽上浮也是寒伏於内

逼其無根之火上浮于面而赤也當以四逆湯加人參白术以補其虛木香砂仁以調其氣豆蔻訶子皮以固下甚則用升麻以提之可也若悮以身面赤爲陽熱下利而用寒凉治之如芩連柴胡之屬則必下利不止陰極發燥之変矣又有四肢厥逆冷過肘膝脉沉無力者陰寒之本症也而見面赤身熱渴欲飲水不能下嚥譫語煩燥欲坐卧于泥水井中者此陰極發燥脉沉細者廻陽返本湯症也數大無力者人參四逆湯症也若悮指身面赤爲表熱譫語煩渴爲内熱欲坐卧于泥水井中爲

陽極發燥而以解毒生黃石膏湯寒凉發散之兼投之則悞矣又有惡寒踡卧小便清白大便自利嘔吐氣逆陰寒症也而面赤身熱煩渴飲水飲食不能入口身重不能轉側脈沉按之不鼓繫手者此陰盛隔陽通脈回逆湯症也數大無力人參回逆湯症也若以身熱面赤爲陽熱身重不能動爲濕熱惡寒吐利爲熱利而投以除湿退熱加蒼术羌活防風柴胡芩連白术之屬則悞矣若身熱惡熱揭去衣被煩渴喜飲此本陽症而手足厥冷脈見沉數無力者爲熱厥而非陰厥也蓋陽盛拒陰陽熱

內熱法當回逆散合白虎湯若指脈沉厥冷而不惡熱善飲脈沉数爲實熱悞以寒厥之藥投之是以熱助熱狂亂失血之変生矣又有鼻如烟煤額出冷汗唇甲俱青小腹絞痛身如被杖心下脹滿結硬如石煩燥嘔吐咽喉不利或腫痛不能嚥唾六脈沉数者此爲陰寒結毒陽症也急灸関元氣海益陰極結毒四肢堅冷鼻黑唇青身痛如杖脈沉爲驗若指沉数爲實熱而不究唇青鼻黑額汗爲陰毒投之以芩連解毒元參升麻則悞矣至于多慾腎虛或過服冷藥伏寒于內逼灾上聚于胸中

而發淡紅成點脉沉足冷者此陰毒發斑謂中湯症也夫熱症發紅斑則身熱煩燥渴能飲水陰症發斑則身涼煩燥渴不能飲水脉沉足冷于此可辨若不究其脉之沉微渴不能飲為內寒而以芩連化斑之劑則悮矣又有汗失宜或因感冒暴熱瘟疫中暑等症邪氣以至熱鬱過于胞中而發紅赤斑點煩燥狂乱妄言叫罵或咽痛面赤如火或兼下利熱極而厥脉洪數者此為陽毒發斑犀角元參湯主之煩渴而不下利三黄石膏湯治之若指下利為虛寒而不究夫陽狂為熱燥乱脉数為熱而

以陰厥之藥治之則悞矣不特此也陽症変陰與夫挾陰伏陰直中内傷寒等症惡寒倦卧腹痛吐利唇甲青脉沉而手厥冷者其常也今陽熱面赤亦有手足厥冷者雖冷過肘膝則外症煩燥狂乱譫語發渴喜凉揚手擲足渴能飲水脉数身熱于此可辨若指邪熱為陰寒而以熱藥投之則熱愈深而狂叫喘呼失血等症出矣若乃臟寒則下利裏熱則便実故惡寒倦卧腹痛嘔吐脉沉足冷下利者陰寒之症常也陽症而亦有泄痢然[illegible]其外症則身熱面赤内症則煩燥满悶渴能飲也喘急悶乱坐

卧不安者痰燥也胸膈悶滿昏迷不省人事者痰厥也頭目旋轉卒然倒地也痰暈也以致為腫為塊為寒為噎怔忡驚悸健忘不語白虎壢節走注疼痛一切怪症並用二陳湯加竹瀝姜汁木香砂仁主之蓋怪症多痰而痰之為病皆滯于氣氣順則痰自行竹瀝能降痰無姜汁不能通利關節皮裏膜外非白芥子不能達此四者以二陳湯為主合南星祛風痰半夏治湿痰貝母清痰飲瓜蔞滑痰開膈蒼朮合枳殼寬胸中之痰㬎蒼朮合羌活去周身之湿痰作痛白朮合半夏開胃中湿痰枳殼

合半夏開胸中結痰枳实合半夏開心下結痰白芥子合青皮理脇下氣結痰痛独活散痰飲走注天花粉清熱痰滑石利胃中火痰青黛開胸膈鬱痰香附子散氣鬱結痰石膏墜膈上稠痰海石朴硝軟頑痰腫塊芩連清心膈熱痰金沸草去膠痰杏仁桑皮去上焦痰氣喘促麻黄散肺経風痰咳嗽皆所以佐二陳湯治痰者也但隨病加減消息治之若夫風痰壅盛喘急者有聲或氣不得息者可吐而愈也至於脚氣為病悪寒發熱状類傷寒然傷寒病不在足而有足脛紅腫筋脈攣

急者乃脚氣非傷寒也此因傷于湿欝而成湿热相搏其病乃作一身受湿而足居下体故先受病挛痛而腫也其病胸满喘急咳嗽恶心嘔吐不出坐卧不安心神恍惚妄言錯語膝腿腫痛便溺阻隔足脛腫痛其色或黄或白者是其候也凡足脛腫痛焮紅而赤脉洪而数者属于热黄白腫痛脉沉而遲者属于寒足脛沉重而痛為湿勝热勝佐以芩連寒勝佐以桂枝湿佐以蒼术防己初發一身盡疼四肢腫痛者便溺阻隔之症先以羌活導滞湯下之後以當歸拈痛湯主之热勝則以防

已飲治之初發肢節腫痛無咳嗽喘滿嘔吐恍惚之症但足腫如依沉重而痛先升提其氣而後汗之使湿從汗散後以當歸拈痛湯防已飲治之然發湿家汗恐成痓症此又當消息處治之者也他如食積發熱其惡寒頭痛亦類傷寒但身体骨節不痛爲可辨也左脉平和右脉緊盛惡食噯氣作酸欲吐不吐或惡心短氣痞滿填脹或胃口作痛胸中硬滿不可按心下膈噎見此数者多食傷胃之候也法當開胃行氣消食舒鬱而已盖氣鬱則食不停積于胃則胃氣不和而病乃作治以香砂平

胃散肉食不化加山查肉米麦食不化加神曲麦芽生冷水菓
不化加草菓乾姜冷肉食不化加青皮草菓枳实乾姜藕葉
飲食不化加蘿蔔子神麯麦芽山查酒食不化加乾葛黃連烏梅
藕葉心下痞滿加枳实黃連去甘草拘腹脹滿加枳殼桔梗
腹中作狹倍蒼朮厚朴腹脹加蘿蔔子大腹皮胸腹脹滿痞痛
虛氣不順加木香胃弱加神曲白朮肉寒加乾姜肉桂外熱加
柴胡黃芩頭痛加川芎大熱〔便〕結腹中滿痛加大黃小便不利
加豬苓木通腹中積塊攸攸作痛加黃連枳实嘔吐加姜汁食

在上焦未入胃口可吐不吐則導之待食入于胃化爲糟粕而後下之此治傷食之大要也又有傷寒發汗太過重感風寒發而爲痓身熱頸强面赤惡寒頭摇口噤腰背反張手脚攣搐是其候也凡痓多感于風故治痓之法當先去風以羌活防風湯主之太陽無汗脉浮緊手足温閉目仰面屬于陽爲剛痓独羌湯合麻黄湯身熱加柴胡乾葛胸滿加枳殼瓜蔞桔梗口噤咬牙身倦被不着席脉实而有力者可下而愈独防湯加大黄枳实杏仁此下法也太陽自汗脉細手足冷閉目合面屬于陰爲

柔痓独防風合桂枝湯胃弱加参术悪寒手足厥冷自汗不止独防湯合附子乾姜或术附湯寒熱往來乍静乍燥脉弦数在少湯独防湯合小柴胡胸滿者加枳桔瓜蔞或小續命湯有汗去麻黄加桂枝無熱有寒去黄芩防已有熱無寒去附子新産血虚發痓不當以風治宜八珍湯加独防湯可也若湿家瘡家發汗而成痓者並以本症加独防湯如神外用如金湯亦可至于冬時感寒伏藏於肌膚至仲冬天道温煖其伏寒與春温相併則変而為温曰温病發于二月為脫發至夏至以後天道炎

熱甚伏寒隨變熱而發曰熱病熱病比温病更加熱也温熱二病初起不惡寒即發熱頭痛煩渴引飲是其候也其病非即時外感故不惡寒其拂鬱之熱自內達外故身熱而口渴即傷寒惡寒有表症得汗而解温熱二症不惡寒無表症不當發汗亦不宜大下宜辛涼之劑隨經解散而已若悞汗之變症多矣如發于太陽脉浮緊羌活合芎藭散無汗加蒼朮有汗加桂枝芎藥發于陽明尺寸浮長葛根解肌湯合芎藭散發于少陽尺寸弦數小柴胡湯加芎藭散若有裏症温熱二病治法大抵相同

而其發表自與傷寒異也人異脈弱主扶元氣不可峻攻其脈來洪大或數而有力者脈症相應易治細心無力則脈不對症為難治熱病挾暑加香茹扁豆黃連熱渴大便自利小便不通五苓桂加乾葛黃連香茹滑石甘草熱甚加柴胡發黃加茵陳一二日内即腹疼渴血燥熱脈大者不治七八日發痙昏沉者不治得汗而熱反盛脈急者不治若霍乱之症惡寒發熱頭疼亦類傷寒但霍乱則吐利交作腹内絞痛揮霍撩乱或轉筋者辨也然亦有不發熱不惡寒而即吐利腹痛者又有吐利腹疼

止後而又熱甚頭疼者此為溼霍乱又有不吐不利但腹中絞痛不可忍者為乾霍乱此皆因暴傷寒暑非常之氣阻塞正氣陰陽隔絕不能升降而然也若不急救死在須臾切不可與飲粥食之食之即死是穀反助邪氣急用皂角射香少許鹽水調服以鵞翎探吐吐盡惡物即愈又有暑熱煩渴恣飲寒泉以致寒氣傷胃正氣潰乱而絞痛者舌燥自汗黃連香茹飲合五苓散可用也寒多熱少吐利腹痛手足厥冷脈沉伏者理中湯加附子嘔吐加藿香陳皮半夏厚朴臍上築築跳動藿苓湯加

姜汁黃連乾葛瀉不止加二木升麻陳皮脈虛加參芪轉筋加木瓜寒痛盛加吳茱萸內寒外熱自利清水惡寒小腹急痛自汗四肢厥逆之脉沉伏者回逆湯加豬胆汁可也大抵多責于寒理中湯正氣散為神藥也傷暑霍亂亦當以正氣散加香茹黃連若乾霍亂則探吐之此法甚良或以麻亂肘頸出血而愈又有天時不正之氣人感之而為病或流行于一方一鄉互相傳染其腎氣虛弱胃氣不足未有能免者又有暑旱飢荒溝獄穢氣感之而發者有山嵐嶂氣感之而發者均為疫病皆能傳染

非若溫熱之病人自感受之而病不相傳染也其頭疼惡熱惡寒亦類傷寒而法則不同宜人參敗毒散解表不愈用羌活沖和湯合升麻葛根湯加藿香以正時氣發汗加蘇葉若感山嵐嶂氣則以平胃散加藿香石菖蒲若感冬月非常之煖而病名曰冬溫此亦時氣也若發班曰溫毒發班乃冬月感寒毒異氣至春而發表邪未散故發班紅赤也亦有頭疼發熱狀類傷寒但其症心下煩滿嘔逆咳嗽後復下利寸脉洪數尺脉實大可辨也用玄參升麻人參化班湯又傷寒壞症因前症寒熱不解

更感温熱之症而為重病無汗三黃石膏湯有汗人參白虎湯煩渴譫語不眠白虎解毒湯表熱甚加柴胡內熱大便不通大柴胡湯下之赤斑如錦紋者难治又有天時疫毒之氣人感之而為大頭傷寒者發熱惡寒亦類傷寒其症則頭面耳目紅腫不可辨也法當清熱解毒消腫三者而已清熱如玄參芩連犀角解毒如連翹独活殭蚕牛蒡子消腫如荆芥薄荷防風之類宜用荆防消毒飲若發于鼻額面部及兩目不開腫起焮紅者毒在陽明其症氣喘口渴煩燥咽喉腫痛脈数大者普濟消毒

飲加升麻白芷內熱甚防風通聖散主之若發于耳之上下前後并額角紅腫者毒在少陽其症肌熱日晡潮熱往來咽乾口苦目痛脇滿脈弦數者小柴胡湯加花粉羌活連翹芩連主之內熱甚柴胡合消毒飲發于腦後并頭上項下及目赤腫者病在太陽荊防消毒飲主之若三陽俱受邪併發于頭面耳目鼻額通連焮腫者普濟消毒飲加柴胡升麻羌活並用角針以佐之外用清涼救苦散敷之或防風通聖散去硝黃亦妙熱甚便實者方用硝黃以利之可也 如咽喉不利加桔梗湯加天花粉

石膏熱甚加犀角脉弱加人參胃弱少食加白术嘔吐加半夏陳皮血虚加當歸白芍小便赤澁加山梔木通滑石至于湿病有傷湿有中湿有風湿傷湿者湿傷太陰脾經中湿者湿中太陰脾經或腎經也風湿者先傷于湿後傷于風風湿相搏而為病其病一身盡痛重者不能轉側頭出微汗悪風寒不欲去衣喜向火大便易小便難熱極日晡潮熱而甚治宜羌活冲和湯微汗解肌服後似出微汗者風湿俱去也不宜大汗風去湿仍在也或汗出當風反变為痙所謂發湿家汗則成痙是也凡

湿症小便不利大便反快宜利小便使湿從小便去也若悞不之必致嘔噦或利下不止變為煩渴小便不利者五苓散湿家身重不熱不渴小便不利大便反快加附子倍白术緩弱昏迷自汗失音腹滿身重下利不止白通湯或术附湯倍白术身腫滿痛微喘悪風敗毒散加杏仁熱而煩渴瓜蔞湯一身盡痛身如熏黄小便不利五苓散加茵陳羌活上身痛煩熱面黄而喘鼻塞頭痛而煩脈大自能飲食腹中無病湿在頭中以瓜蒂散搐鼻中黄水出則愈又有湿温為病素傷于温（湿）因時中暑湿與

熱搏其病即為濕溫其病胸滿身痛壯熱多汗妄言頭痛倦怠惡寒其脉寸濡而弱尺小而急术附湯加人參香茹扁豆大忌發汗誤汗之令人不能言耳聾不知疼處其身青白色变而死濕溫在太陰蒼术白虎湯加桂濕盛一身盡痛發熱身黄小便不利大便反快茵陳五苓散臓虛自利白术附子湯脉大有力煩渴自汗人參白虎湯加香茹黄連扁豆他如風濕為病尺寸脉俱浮素傷於風因時傷熱風與熱搏亦成風濕又有發熱之後身灼熱者亦名風濕其症四肢不收身熱自汗頭疼喘

急發渴昏迷鼻鼾語澁体重不仁故不可汗汗之則譫語目
無睛光病在少陰厥陰萎蕤湯主之未醒柴胡桂枝湯主之汗
後灼熱知母葛根湯大渴瓜蔞湯脉浮身重防已湯惧汗風溫
防已湯溫瘧者傷寒壞症前熱未除重感寒邪亦爲溫瘧其脉
三部俱盛寒熱往來胸滿口苦者小柴胡湯加桂枝芍藥寒多
倍桂枝熱多倍柴胡熱甚煩渴人參白虎湯瘦多熱甚小柴胡
湯合二陳湯食少胃虛少加白术心下痞滿加枳實黃連湯去
半夏加花粉邪熱內結大便不通大柴胡湯下之待瘧已正又

當補而截之又有夏末初秋頭疼腿瘦少力食少身熱者病名

注夏用補中益氣湯治之非暑熱也

鴉片烟流入中國害人不淺凡悞食成癮者未嘗不生悔恨奈烟癮既深欲戒無術孽雖自作情亦可憐今得陳司馬所刻簡庵氏戒烟論并斷癮神方考證詳明修合便易京都極救多人百發百中誠極溺之良方實救世之苦心也特録付梓以廣流傳見此方者萬勿因循畏縮速即依方修合服之以脫斯厄以保餘生是余深願也

戊戌秋七月既望菱湖吴松溪
陸再學 謹白

忌酸丸方　方內用烟屎吞服後與酸反酸味同食令人断腸故名忌酸欲服丸者須名思忌耳

生洋參五錢　白朮三錢　當歸一錢　升麻五分　炙甘草二錢

川連四錢　天麻二錢　沉香一錢五分　炙棉耆三分　陳皮二分

柴胡一錢　木香一錢五分　右為極細末

外加生附子用米泔浸透七錢於石臼內搗爛於泥烟屎七錢恐不淨莫若用烟膏五錢右銅勺內炙枯其力較大攪匀入前藥麵糊為丸如桐子大小丸成後世秤重若干約有六

分癮者核丸內有灰一厘二毫為服若干丸若有一錢癮丸
內烟灰亦須核準一分二厘為度服若干丸俱分兩次飯前
吞下若食癮輕宜癮重早飯前少服幾丸晚飯前多服幾丸
方妥否則不驗始吞稍多亦可須微有醉意則雖見烟亦不
思食服此方五日後每日減去一丸加入後開補正丸二丸
若服丸後仍食烟則癮不可救也切囑〻〻

補正丸

洋參二两 柴胡三錢 川連三錢 當歸一两 陳皮一两 炙草一錢

白术一兩半 升麻二錢 黃柏二錢 天麻半錢 沉香半錢另研

以上十一味煉蜜為丸如桐子大如減服忌酸丸一丸加補正丸二丸撥入減忌酸丸二丸加補正丸四丸至忌酸丸減盡專服補正丸九十日可以止矣体弱人再服十餘日方可盡也

忌酸丸加減法

夢遺加龍骨牡蠣　紅白痢加白芍黃芩

諸痛加木香延胡索　咳嗽加紫菀款冬花

咳甚加阿膠　熱疫加川貝瓜蔞霜

寒疫加半夏胆星　火甚陽舉加黃柏知母

眼眩加丹皮杭甘菊　小便短加猪苓澤瀉

水瀉加車前茯苓

体虛之人洋參換党參壯人可減黃芪氣短促者加蛤蚧尾

一对喘者加破故紙以下入丸藥煎湯送下